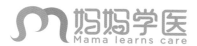

妈妈学医
Mama learns care

U0219731

免疫力，
呵护孩子的好医生

翼下健康　孙绪丁　主编

中国轻工业出版社

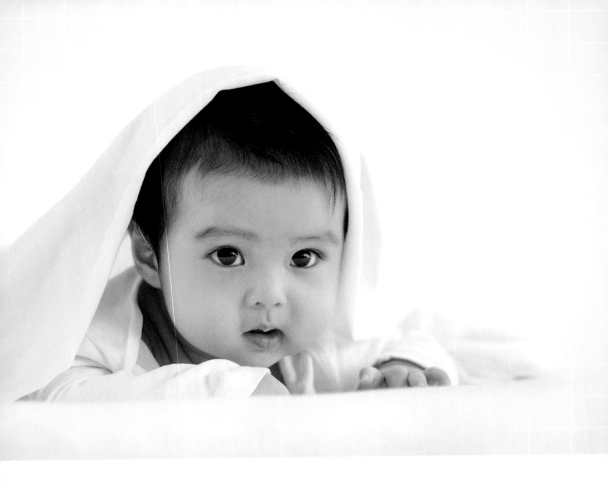

前言

门诊中，经常有家长问："我家宝宝总是生病，是因为免疫力低吗？"免疫力已经成了越来越多人关注的健康话题，尤其是有年幼宝宝的家长，非常担心宝宝因为免疫力低下而生病。

免疫的过程实际上就是人体的免疫系统识别和排除异己的过程，免疫系统识别并杀灭致病微生物，从而保证人体的健康。通常，免疫力低下的人会表现出体质差、营养不良、精神萎靡等症状。

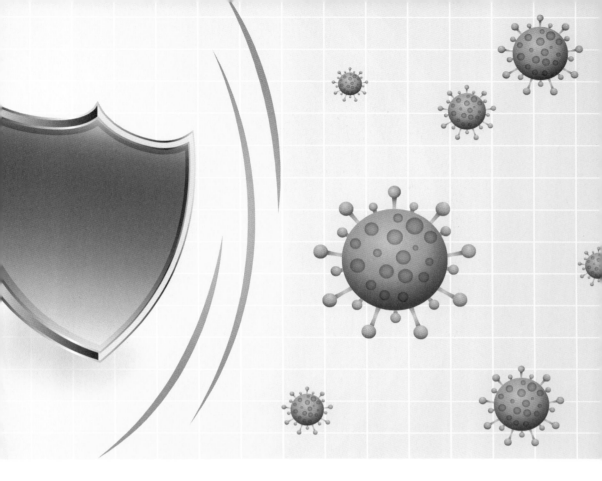

　　其实，免疫力是可以通过接种疫苗、合理饮食、规律作息、适度锻炼、调节情绪来提高的。如果将人体的免疫系统比作一支精锐的军队，接种疫苗就相当于给这支军队配备了先进的武器，而合理的饮食、作息、运动、情绪调节，就相当于日常的养兵、练兵，只有这样，我们才能保证免疫大军的战斗力始终保持在最佳水平，从而为宝宝提供强有力的健康保障。

　　本书将用七章内容，帮你认识免疫力是如何产生并发挥作用的，如何通过接种疫苗、均衡营养、科学睡眠、适度运动、调节情绪来提高宝宝的免疫力，并针对家长们困惑的"免疫问题"进行了解答。希望能够给广大家长朋友带来一定的帮助。

目录

第一章
免疫力是第一生命力

看不见摸不着的免疫力 …………………………………………14

到底啥是免疫力 ………………………………………14

免疫力是怎么产生的 …………………………………15

教你巧看宝宝的免疫器官 ……………………………17

标准不同，免疫力的功能分类也不同 …………………………21

免疫屏障：抵御外敌入侵的坚实城墙 ………………21

先天性免疫：人体天生的卫士 ………………………22

适应性免疫：人体免疫战争的主力军 ………………22

群体免疫和群体免疫屏障 ……………………………23

决定免疫力高低的几大因素 …………………………24

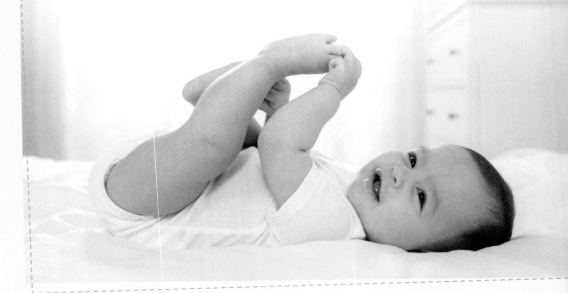

不同年龄段人群的免疫"危机" ························· 25

 婴幼儿 ···25

 少年儿童 ···25

 中青年人 ···26

 老年人 ···26

破坏宝宝免疫力的潜在因素 ·······························27

 化学污染 ···27

 电磁辐射 ···28

 噪声污染 ···29

 生物污染 ···30

5 句顺口溜教你提高宝宝免疫力 ······················· 32

 疫苗按时打，病菌莫烦扰 ·······························32

 营养跟得上，宝宝身体棒 ·······························32

 运动加游戏，强化免疫力 ·······························33

 生活习惯好，疾病少打扰 ·······························33

 保持好情绪，调节免疫力 ·······························33

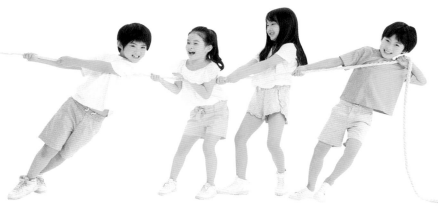

第二章
疫苗，构建宝宝免疫防线

你知道什么是疫苗吗 …………………………………………………… 36

　　疫苗接种的方式 ……………………………………………………… 36

　　生物疫苗的分类 ……………………………………………………… 37

　　给宝宝接种疫苗的重要性 …………………………………………… 39

如何给宝宝选择疫苗 ………………………………………………… 40

　　一类疫苗和二类疫苗 ………………………………………………… 40

　　宝宝必须接种的几种疫苗 …………………………………………… 41

　　科学选择自费疫苗 …………………………………………………… 50

给宝宝接种疫苗的注意事项 ………………………………………… 57

　　接种时间 ……………………………………………………………… 57

　　接种疫苗前、后的小细节 …………………………………………… 58

　　宝宝接种疫苗后的常见反应 ………………………………………… 58

　　接种疫苗的一些禁忌 ………………………………………………… 59

　　保管好宝宝的预防接种证 …………………………………………… 59

第三章
免疫力需要好营养的支持

重要的免疫营养素 ······························ 62

   蛋白质和氨基酸 ···························62

   多种维生素和微量元素 ·····················63

免疫力可以吃出来 ······························ 66

   养成健康的饮食习惯 ·······················66

   给宝宝搭建膳食宝塔 ·······················67

常见的宝宝营养缺乏问题 ······················ 68

   蛋白质 - 热量营养不良 ·····················68

   维生素 A 缺乏 ····························69

   铁缺乏 ··································70

   锌缺乏 ··································71

营养过剩不可取 ······························ 72

   营养过剩同样会降低宝宝免疫力 ···············72

   体重：判断宝宝是否营养过剩的参考值 ···········72

   避免宝宝营养过剩的方法 ···················74

健康食谱精选 ······························ 76

第四章
睡眠好，宝宝免疫力会更好

按时睡好觉，健康不迟到 …………………………… 114

　　睡眠与免疫力之间的关系 …………………………114

　　缺乏睡眠对宝宝健康的影响 ………………………115

　　什么样的睡眠才是好睡眠 …………………………115

你的孩子今天睡够了吗 ……………………………… 116

　　我国少年儿童睡眠状态现状 ………………………116

　　推荐的入睡时间和睡眠时长 ………………………116

这样睡，孩子身体更健康 …………………………… 117

　　睡眠习惯自查：别让孩子养成坏习惯 … 117

　　陪孩子养成健康的睡眠习惯 …………… 118

　　良好环境换来一夜安眠 ………………… 120

　　提高睡眠质量的生活小妙招 …………… 122

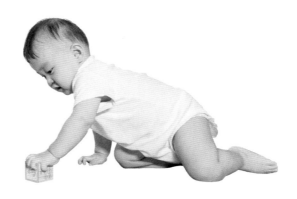

第五章
科学锻炼，为免疫加分

想健康，多运动 ·························· 126

运动可以改善免疫力的原因 ················ 126

有氧运动和无氧运动 ···················· 127

运动强度的划分 ······················ 128

爱玩是孩子的天性 ······················ 129

0~3 岁：婴幼儿 ······················ 129

3~6 岁：学龄前儿童 ···················· 130

6 岁以上：学龄期儿童 ·················· 131

和孩子一起动起来 ······················ 132

几种推荐的运动项目 ···················· 132

适合全家人一起做的趣味游戏 ············· 137

第六章
情绪佳，免疫力更强

性格、情绪与免疫力 ………………………………… 144
  情绪对免疫力的重要影响 ………………………… 144
  人格、情绪与健康 ………………………………… 145

快乐因子助力健康成长 ……………………………… 147
  宝宝的情绪发展规律 ……………………………… 147
  培养宝宝好情绪 …………………………………… 148
  帮助孩子走出不良情绪 …………………………… 151
  教会孩子控制自己的情绪 ………………………… 152
  培养孩子的 B 型人格 ……………………………… 153

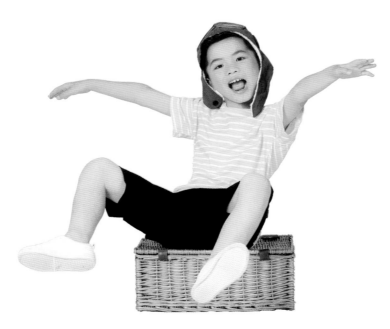

第七章
免疫力不是万能的

免疫力低不等于免疫缺陷 ………………………………………………… 156

　免疫缺陷面面观 ………………………………………………… 156

　反复呼吸道感染与免疫力 ……………………………………… 157

　免疫力的强弱如何把控 ………………………………………… 160

免疫增强剂和保健品不能给宝宝随便吃 ……………………… 161

　免疫增强剂的使用范围 ………………………………………… 161

　滥用免疫增强剂的危害 ………………………………………… 162

　保健品不能随便吃 ……………………………………………… 163

让人又爱又恨的腺样体 …………………………………………… 164

　带你认识腺样体 ………………………………………………… 164

　腺样体肿大对宝宝的危害 ……………………………………… 165

　手术治疗腺样体肿大的标准 …………………………………… 165

附录 …………………………………………………………………… 166

　0~6 岁儿童疫苗接种时间表 …………………………………… 166

　0~6 岁儿童发育参照标准表 …………………………………… 168

第一章
免疫力是第一生命力

亲爱的家长朋友、小朋友们，你们好！我们有一个既熟悉又陌生的朋友——免疫力，相信大家一定无数次听过它的名字，它无时无刻不存在于我们的体内，为保卫人类的健康战斗着。可它看不见、摸不着，它是怎么产生的，又是怎么工作的？我们的哪些行为会削弱免疫系统的战斗力，又有哪些行为可以让它更加强大？小朋友们该如何跟免疫力更好地相处呢？说到这些问题，很多人都会觉得一头雾水，那么，就请翻开本章，一起来认识一下免疫力吧！

看不见摸不着的免疫力

门诊中，经常有家长问：得了同样的病，为什么有的宝宝吃药、打针、住院治疗恢复得仍然很慢，还经常反复；有的宝宝恢复得很快，吃几天药就好了。宝宝患病后康复速度存在差异的重要原因之一，就是宝宝的免疫力水平不同。

到底啥是免疫力

免疫力是人体抵抗病原微生物和环境侵蚀的能力，同时包括精神上的抗打压能力。换句话说，免疫力低、免疫功能失调、免疫系统不健全的人，会比其他人更容易生病，每次生病后的恢复时间也会更长一些，而且容易反复。这些都会加重机体的消耗，出现体质虚弱、精神萎靡、疲乏无力、食欲降低、睡眠障碍等问题，长此以往，还可能会影响身体和智力的发育，增加重大疾病的患病风险。免疫力超常也对身体有害，如引发过敏反应、自身免疫疾病等。

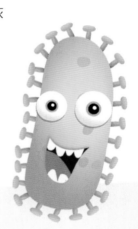

孙医生有话说

免疫力指的是"免除疫疫"，也就是防治传染病的意思。从生物学上来讲，是指抵御疾病发展的能力。免疫力是人体自身的防御机制，是人体识别和消灭外来侵入的任何异物（病毒、细菌等）的能力。

免疫力是怎么产生的

免疫是人体识别和排除"异己"的生理反应，人体内执行这一功能的是免疫系统。人体的免疫系统就像一支忠实的部队，保护着机体的安全健康。它主要由免疫器官、免疫细胞和免疫分子 3 个部分共同组成。正常情况下，它们会分布在我们身体的各个角落，组成了一个严密的军事网络，平时不容易被我们察觉，一旦身体受到外部侵害，免疫系统就能快速反应，参与抵抗外部病原微生物等侵害。

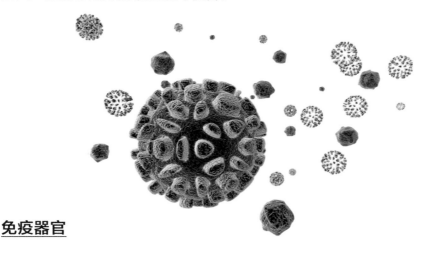

免疫器官

免疫器官是免疫细胞分化、增殖、定居的场所，可以分成中枢免疫器官和周围免疫器官。

中枢免疫器官：包括骨髓和胸腺，它们就像免疫部队的军事学校，负责增殖、训练淋巴细胞，使其成为成熟的免疫细胞。有的家长可能听说过 B 淋巴细胞和 T 淋巴细胞，它们就是来源于骨髓，然后分别从骨髓和胸腺分化发育成熟的，是我们身体里最主要的免疫细胞，属于守护人体健康比较高级的免疫作战部队。

周围免疫器官：主要包括脾、淋巴结、黏膜相关淋巴组织。我们可以把它们比喻成免疫系统的兵站或者前方部队，既是成熟淋巴细胞定居的部位，也是发生免疫应答的场所。在日常生活中，家长们也可以通过观察宝宝的淋巴结、扁桃体，简单判断宝宝的健康状态，具体方法我们将在后文中介绍。

免疫细胞

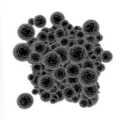

免疫细胞主要包括造血干细胞、淋巴细胞、单核吞噬细胞、粒细胞等。它们是免疫系统里冲锋陷阵的士兵，就像我们现实中的部队一样，这些士兵兵种不同，任务也不同。比如巨噬细胞、中性粒细胞，它们就像"先头部队"，无论什么病原微生物入侵，它们都能快速反应，参与吞噬敌人。再比如淋巴细胞，这里主要是 T 淋巴细胞，它能够记住不同敌人的特征，一旦识别出有害物质，就会有针对性地消灭它们。

免疫分子

在现代化的军事作战中，想打胜仗必须有高科技武器。免疫分子就像武器一样能精准打击细菌和病毒。免疫分子可以抑制细菌、杀死细菌、中和病毒、阻止病毒在细胞内繁殖，是免疫部队必不可少的武器弹药。人体内许多细胞都可以合成、分泌具有免疫活性的免疫分子。现在市面上还存在着许多类似免疫分子的生物药物，这些药物在治疗某些严重或特殊疾病中，发挥了重要的作用。但是，也存在一些用药误区，有的家长为了提高宝宝免疫水平，觉得这些免疫增强制剂效果明显，就随意选择给宝宝使用，因此导致一些副作用，后文中我们将会详细展开。

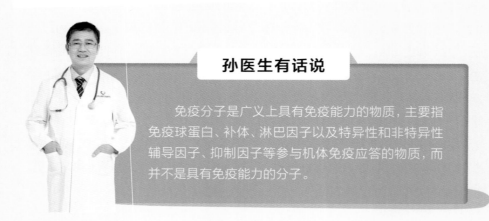

孙医生有话说

免疫分子是广义上具有免疫能力的物质，主要指免疫球蛋白、补体、淋巴因子以及特异性和非特异性辅导因子、抑制因子等参与机体免疫应答的物质，而并不是具有免疫能力的分子。

教你巧看宝宝的免疫器官

前文我们提到过，日常生活中，家长可以通过观察宝宝的免疫器官来判断他的健康状况，这里我们具体给大家介绍几个方法。

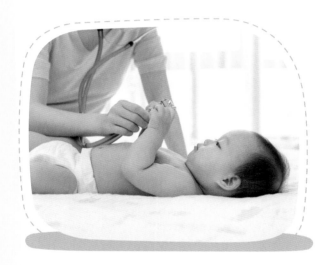

淋巴结健康与家庭自查

淋巴结作为人体重要的免疫器官，是识别、消灭病原微生物，过滤有害物质，传递免疫信息的重要场所，是人体免疫防线不可或缺的一部分。学会自查宝宝淋巴结的健康情况，是家长的必修课。

淋巴结藏在哪里

我们身上的淋巴结包括深部淋巴结和浅表淋巴结，深部淋巴结位于我们的胸腔和腹腔中，家长可以在家给宝宝检查的主要是浅表淋巴结。具体分布位置如下表所示。

淋巴结部位	管辖淋巴液区域（可反映健康状态的区域）
颈部淋巴结	管辖鼻咽喉、气管、甲状腺淋巴液
耳前、耳后淋巴结	管辖头皮部淋巴液
颌下部淋巴结	管辖口腔底部、颊黏膜、牙龈等淋巴液
颏下淋巴结	管辖颏下三角区组织、嘴唇和舌部淋巴液
左锁骨上淋巴结	管辖食道、胃肠等淋巴液
右锁骨上淋巴结	管辖气管、胸膜、肺部淋巴液
腋窝淋巴结	管辖躯干上部、乳腺、胸壁等淋巴液
腹股沟淋巴结	管辖下肢、会阴部淋巴液

当身体某些器官发生病变时，病原微生物甚至癌细胞随着淋巴液来到相应区域的淋巴结中，引起对应淋巴结的肿大，这对疾病诊断有着重要的意义。

轻轻按压，健康自查

家长可以通过按压法检查宝宝淋巴结的健康状况。

1. 将食指、中指、无名指并拢，指腹平放在检查部位的皮肤上，轻轻按压宝宝的皮肤与皮下组织。

2. 缓慢移动手指，在按压部位转动或向多个方向缓慢滑动，感觉淋巴结与肌肉、血管结节的区别。

3. 常见的淋巴结直径只有 2~5 毫米，米粒儿大小，质地柔软、表面光滑，与周围组织没有粘连，一般不容易触摸到，轻轻按压时宝宝不会觉得疼痛。

4. 如果你摸到的淋巴结直径超过 1 厘米，或者轻轻按压时宝宝说疼，就要警惕是否存在淋巴结肿大的情况。

出现以下情况，你需要及时带宝宝就诊

1. 如果淋巴结直径超过 1 厘米，需要重点关注。

2. 如果淋巴结固定在某个位置上不能滑动，或宝宝同时出现了高热、乏力等其他症状，需要进一步查找原因。

3. 如果淋巴结最近 1~2 天突然肿大，还伴有明显的局部红肿、疼痛、表皮发热等症状，可能是感染引起的淋巴结炎，需要及时治疗。

4. 如果淋巴结肿大越来越严重、数量越来越多、没有压痛感、摸上去比较硬或者活动度不好，需要进一步检查，排除淋巴瘤、白血病、其他恶性肿瘤的淋巴结转移。

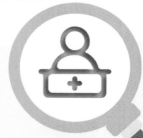

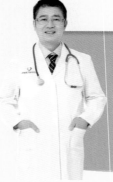

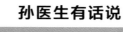

孙医生有话说

绝大部分的淋巴结肿大是由局部炎症引起的，比如感冒、咽喉炎、扁桃体炎等呼吸道感染，或者头面部湿疹、过敏性鼻炎等刺激。极少数情况下，可能和肿瘤、血液病等严重问题有关，这时往往会出现全身性的淋巴结肿大，或局部淋巴结无痛性进行性肿大，需要进一步诊断。

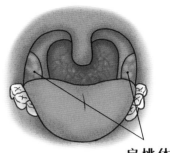

扁桃体

扁桃体健康与家庭自查

在宝宝的口腔深部、舌根及鼻咽部周围，分布着许多淋巴组织，按照分布位置，它们分别是腭扁桃体、咽扁桃体、咽鼓管扁桃体和舌扁桃体。其中，腭扁桃体的体积最大，也就是我们日常所说的扁桃体。

宝宝呼吸道的门户

扁桃体是正常的淋巴组织，会随着宝宝的年龄逐渐发育变化，4~10 岁达到高峰，14~15 岁时逐渐退化。对健康宝宝而言，它是一个活跃的免疫器官，是宝宝呼吸道的门户，能够抑制和消灭来自口鼻处的病菌；但当宝宝因为疲劳、受凉、感染等原因抵抗力下降时，扁桃体的上皮防御机能减弱，腺体分泌功能降低，就容易在与病毒、细菌等病原微生物的斗争中受到伤害而引起发炎。

扁桃体发炎后，宝宝还可能会伴随高烧，体温达到 39~40℃，同时出现嗓子痒或疼等症状。大一点的孩子会说自己嗓子很干并伴有灼痛感，小一点的宝宝会出现哭闹、不敢咽东西、流口水的情况。这些情况都可以帮助家长在家初步判断。

发炎后的扁桃体会减弱或者失去抵抗病菌入侵的作用。此时，宝宝扁桃体部位的免疫防线受创，可能会留给疾病进一步侵犯身体的机会，严重时还会继发肾炎、心肌炎等合并症。所以当我们发现宝宝有疑似感冒的症状后，要及时看一看他的扁桃体是否红肿，发现问题尽快干预。

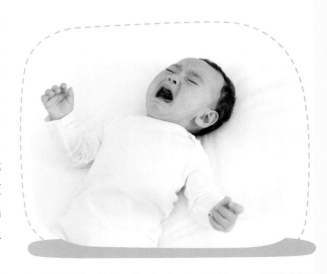

扁桃体健康状况自查

在家中，家长可以按照下面的步骤给宝宝检查扁桃体。

1 让宝宝张开嘴，拿压舌板或小勺轻轻压住宝宝的舌头，引导他发出"啊——"的声音。

2 宝宝张开嘴后，我们首先看到的是口腔深部正中央的，有1个"小舌头"一样的凸起，叫作"悬雍垂"，它的两侧各有2个横向的褶皱，靠前的1个叫舌腭弓，靠后的一个叫咽腭弓，两者之前的突起结构就是腭扁桃体，也是左右各1个。

3 正常情况下，宝宝的扁桃体看上去是粉嫩粉嫩的，泛着粉红肉色，或者颜色偏白一点。

4 患病时，宝宝咽部红肿非常明显，呈现出一种充血性的红色，颜色看上去像是樱桃或者草莓一样，还有些透亮。

5 严重时，你还可能看到扁桃体正面、侧面或者后方有大小不等的脓点、脓栓，看上去是黄白色的，我们把它叫作"化脓性扁桃体炎"。

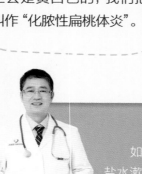

孙医生有话说

如果宝宝已经患了扁桃体炎，可以使用温热的淡盐水漱口，温水可以缓解嗓子疼，盐可以帮助清洗病菌。市面上也有专门针对慢性扁桃体炎的漱口液，也可以选用。

标准不同，免疫力的功能分类也不同

免疫力作为守护人类健康的忠实卫士，发挥着对各类细菌、真菌、病毒的防御、抵抗和清除的作用。根据是否具有抗原特性，我们可以将免疫力分为免疫屏障、先天性免疫和适应性免疫。随着每个个体免疫力的提高，整个社会群体也可以获得群体免疫。

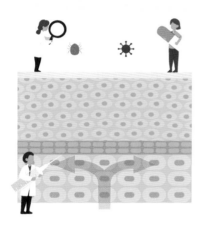

免疫屏障：抵御外敌入侵的坚实城墙

就像古人用城墙抵御外敌，免疫屏障也为我们的身体筑起了抵御外界各类致病微生物的坚实防御工事。根据在人体中所处位置的不同，我们可以将免疫屏障分为物理屏障、化学屏障和生物屏障。

物理屏障：我们的皮肤和黏膜，以及皮肤表面角质化的上皮组织和毛发等附属物，在人体外形成了一道机械屏障，可以有效地将病原体阻挡在机体之外。正常情况下，这道强大的物理屏障便可以阻挡致病微生物入侵人体。

化学屏障：如果将皮肤和黏膜比作城墙，那么由它们分泌的汗液、皮脂、唾液等就如同护城河，大大增加了各类致病微生物攻城略地的难度。这些分泌物中含有大量的杀菌、抑菌物质，具有杀灭病原体或抑制其生长的作用。

生物屏障：在皮肤和黏膜上存在着大量细菌、酵母等正常菌群，它们数量庞大，正常情况下，它们不但不会引发疾病，还会通过与上皮细胞结合、消耗营养物质，或分泌抗生素来抑菌、杀菌等，抵御各类致病微生物进入人体。它们就像城楼上的卫兵，随时都在做防御工作。

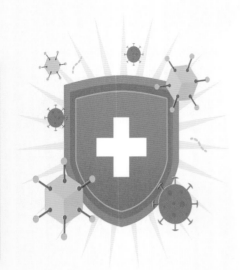

先天性免疫：人体天生的卫士

先天性免疫又称为天然免疫或非特异性免疫，是我们与生俱来的。若是身体状态不好，致病微生物突破了免疫屏障的防线进入人体，先天性免疫就要开始发挥重要作用了。尤其是在感染早期，粒细胞、吞噬细胞、自然杀伤细胞等这些人体天生就有的卫士，可以在先天性免疫的过程中有效清除入侵人体的病菌，将疾病扼杀在萌芽阶段。

适应性免疫：人体免疫战争的主力军

适应性免疫又称为获得性免疫和特异性免疫。当各类病原体突破先天性免疫的防线后，人体遇到抗原的刺激，使得 T 细胞、B 细胞开始分化，产生免疫应答产物，即致敏淋巴细胞或抗体，有针对性地清除进入人体的病原体。先天性免疫是启动适应性免疫的基础，并能调节适应性免疫的类型，因此这个过程具有反应性、特异性和记忆性的特点。

适应性免疫可以在自然界中获得，也可以通过接种疫苗获得。

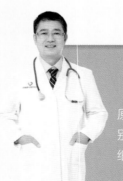

孙医生有话说

抗原是任何可以诱发免疫反应的物质，具有免疫原性和免疫反应性两个特性。T 细胞、B 细胞可以识别并与抗原结合，随之开始增殖分化，产生致敏淋巴细胞或抗体，开始适应性免疫的过程。

群体免疫和群体免疫屏障

随着新冠疫苗接种在我国越来越广泛地推行，我们常在各类媒体上看到网友热点讨论的话题：我国什么时候能实现群体免疫呢？建立群体免疫屏障要依靠什么呢？这需要我们每一个个体在传染病防治工作中的努力。

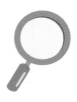

基本传染数：在介绍群体免疫前，我们首先需要了解一个概念：**基本传染数（R0）**。基本传染数代表传染病的传染能力，R0值越高，说明传染病的传播能力越强；R0值小于1，说明传染病在逐渐消失。

群体免疫：我们都知道，得过某种疾病且痊愈后，或接种某种疫苗后，人体便会产生相应的抗体，在一定时间内不会再被反复感染。当疾病传播时，在一个特定人群中有越来越多的人获得抗体，R0值便会下降。这种通过每个个体获得抗体来抵抗疾病传播的能力，就是群体免疫。群体免疫可以通过**自然感染**和**接种疫苗**两种方式获得。

群体免疫屏障：随着群体免疫在特定群体中的不断加强，疾病将在这一群体中无法传播，也就形成了群体免疫屏障。建立群体免疫屏障的速度主要受到两个因素的影响：一是疫苗供应是否充足，二是疫苗的接种速度，这取决于人们的接种意愿是否强烈。

23

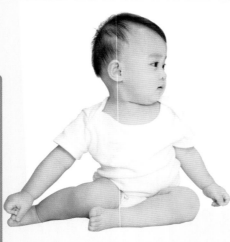

决定免疫力高低的几大因素

免疫力低下人就容易出现各类健康问题，当你出现经常感冒、易感疲劳、伤口容易感染、肠胃弱或容易被传染病攻击等一种或几种症状时，就应当提高警惕，多多关注自身免疫系统的功能了。这里我们将给大家介绍几个影响免疫力的重要因素。

先天因素

先天因素包括遗传和年龄两部分，遗传基因先天决定了一个人免疫系统功能的强弱，而随着年龄增长，人的免疫力也会逐渐降低。

情绪

情绪是影响免疫力的一个重要因素。我们常说气大伤身，焦虑、紧张、抑郁等不良情绪都会造成免疫功能下降，长期陷入这类情绪，轻者可能出现腹泻、呕吐等症状，重者则可能出现消化系统、心血管系统、内分泌系统等方面的问题，增加重大疾病患病概率。

生活习惯

尽管先天因素我们无法改变，但是一些影响免疫力的生活习惯却是我们可以改变的。

睡眠：睡眠是人体自我修复和对抗病菌的重要途径，经常熬夜会降低人体内免疫细胞的数量以及人体对疫苗的反应，无法有效抵御病菌的侵袭。

个人卫生：个人卫生是另一个影响免疫力强弱的重要因素，勤洗手、戴口罩、常通风、保持室内干净整洁可以有效降低疾病传播的速度。

吸烟、饮酒：香烟中的尼古丁以及大量摄入的酒精都会降低人体免疫力，因此我们倡导戒烟限酒。

不同年龄段人群的免疫"危机"

人体的免疫力会随着年龄的变化而变化。通常，3~6 个月的宝宝免疫力最弱，青少年的免疫系统发育最快，25 岁左右达到峰值，30 岁后免疫力开始逐渐下降。因此，各年龄段的人群需要应对不同的免疫"危机"。

婴幼儿

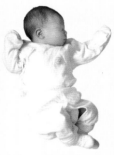

6 个月之前，母乳喂养的宝宝可以通过母乳获得自身所需的免疫力；6 个月之后，天生的免疫力逐渐耗尽，直到 3 岁，宝宝后天获得的免疫力可达到成人的 90%。因此，家长需要格外注意对 3 岁前宝宝的健康防护。

1 尽量采用母乳喂养：实在不能母乳喂养的一定要给宝宝选择营养成分接近母乳的配方奶。

2 保证生活环境干净卫生：避免宝宝染上疾病；但也不要过分干净，使宝宝自身的免疫系统对外界各种抗原过分敏感，产生过敏反应。

3 接种疫苗：按时给宝宝接种疫苗是增强免疫功能的有效途径。

少年儿童

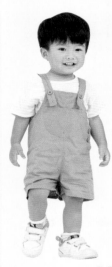

3 岁之后，宝宝开始上幼儿园、上学，这一阶段他们将更多地融入外界环境、接触到更多的病菌，但由于其自身免疫系统不断健全，家长不用过分担心。这一时期需要格外注意 2 点。

1 合理搭配饮食：处于成长发育阶段的孩子需要营养均衡，三餐荤素搭配，不过量进食，孩子身体才能更健康。

2 按时作息：由于升学压力大，有的孩子会精神紧张、缺乏高质量睡眠，导致免疫力下降，家长要学会帮助孩子缓解压力、按时作息。

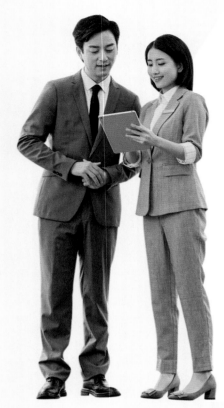

中青年人

　　20~30 岁是人体免疫力最强的时期，但是由于离开校园步入社会，压力也随之越来越大。中青年人是社会生产力的中坚力量，也是家中的顶梁柱，工作繁忙、通勤时间长，结婚、生子、照顾老人等重担逐渐落到自己肩上，长期得不到休息，使越来越多的人感到精神压力巨大、焦虑、抑郁，免疫力也因此受到破坏。越来越多中青年人身体处于亚健康状态，甚至癌症等疾病也逐渐呈低龄化趋势。

　　为了调节免疫力，这一年龄段的朋友应该注意养成健康的生活习惯，三餐尽量按时吃，注意营养均衡；尽量早睡；同时要找到适合自己的方式排解压力。

老年人

　　人体的免疫力会随着年龄的增长逐渐降低，因此，老年人要尤其注意自身健康防护。退休后，老年人有更多的自由时间来做自己喜欢的事，可以合理安排这些时间做一些简单的运动，太极、散步都是不错的选择，在运动过程中心情也会变得更好。

　　老年人还要注意根据天气随时增减衣物，过热、过凉都对身体健康不利。饮食方面仍然要坚持均衡营养，以清淡为主。体质较弱的老年人还可以选择接种疫苗，增强抵抗力。

破坏宝宝免疫力的潜在因素

大多数家长觉得家里的环境对宝宝来说最安全，事实上，我们经常忽略掉日常生活中破坏宝宝免疫力的"隐形杀手"。

化学污染

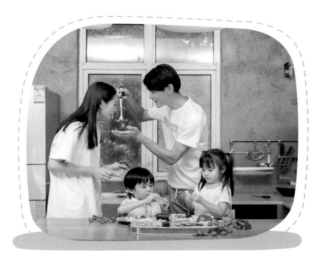

说到有毒化学物质的伤害，大家并不陌生，比如长期、超量接触一氧化碳和二氧化硫容易降低免疫水平，引起呼吸系统和其他身体组织损伤。空气中甲醛浓度达到 0.1 毫克 / 立方米，人体就会感到不适，一般会引起体质下降，容易感冒、脱发、厌食，还会闻到刺鼻的气味，并出现眼部不适、咽喉疼痛、恶心、呕吐、咳嗽、哮喘等症状，长期接触可能引发癌症。所以，有孩子的家庭尽量不要居住在刚刚装修后的房中，所居住环境的甲醛浓度最好不超过 0.08 毫克 / 立方米。

实际上，这些有毒物质的超标环境，很可能就在我们家中。在厨房做饭不开抽油烟机的情况下，室内一氧化碳和二氧化硫的浓度可以达到户外的 5~10 倍。所以，**尽量不带宝宝到厨房玩耍**，每次做饭要提前打开抽油烟机，烹饪后继续排烟 5~10 分钟，开窗通风减少污染。

除了这些，可能存在化学污染源的地方还有很多： 比如给宝宝买的新衣服，最好图案简单、布料材质不要太硬，洗一洗晾晒后再给宝宝穿，减少化学染色剂的伤害。生活中还需要家长们多观察、多留心。

27

电磁辐射

电磁波可以穿透包括人体在内的几乎所有物质，长期处在磁场超过 1 毫高斯的地方就已经受到辐射污染了，对身体免疫系统、神经系统、生殖系统、代谢功能等都有影响，严重时会出现记忆力减退、智力受损、视力下降、生长发育受限等问题，甚至诱发肿瘤、白血病。

可以产生电磁波的家用电器有很多，比如音响、电视、冰箱、手机、电脑、微波炉等。单独使用符合国家标准的家用电器，一般都比较安全，但是如果在较小空间集中使用，或者使用操作不当，可能就会对宝宝的健康带来看不见的伤害了。所以，在这里给大家一些建议。

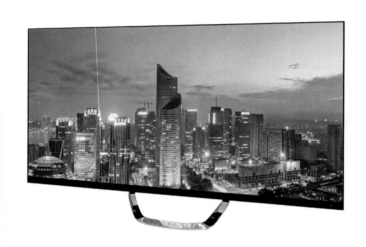

1 家用电器不要集中摆放。如果把收音机、电视、电脑、电冰箱等集中摆放在卧室，就可能造成电磁污染了。

2 处于使用状态的家用电器，最好与宝宝保持一定的安全距离。比如看电视的距离最好在 2 米以上，微波炉开启后最好离 1 米以上。

3 家用电器、移动电话、手机等不建议长期启动或者待机，也不建议多种家用电器集中同时使用。

噪声污染

噪声会导致宝宝出现头痛、头晕、耳鸣、记忆力衰退、视力降低等神经衰弱症状。因噪声污染导致的情绪烦躁、肌肉紧张、心跳加速、血管收缩以及消化系统不适，这一切都和宝宝的健康与免疫水平有关系。

一般来说,10~20分贝是非常安静的,几乎感觉不到声音,20~40分贝相当于轻声说话,40~60分贝相当于普通室内谈话,60~70分贝相当于大声喊叫,超过70分贝时就已经非常吵了。

对宝宝来说: 超过70分贝的噪声就可能损伤听觉系统,超过115分贝的噪声还可能造成耳聋。

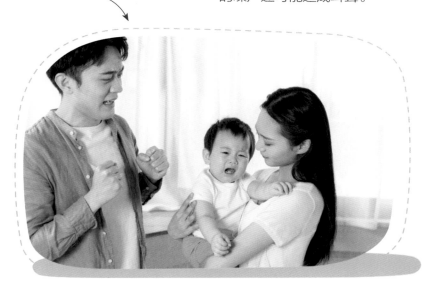

但在实际生活中,宝宝身边出现噪声超过70分贝,甚至90分贝的场景还是不少。比如小区楼里有施工、卧室窗户临街、家用电器集中在一个房间里都可能。

还有一个容易被大家所忽略的,就是宝宝的各种电动玩具。很多宝宝喜欢的音乐枪在1米左右的范围内,噪声值可以达到70~100分贝,声音更大些甚至可以达到130分贝,有些玩具电动车的噪声在10厘米距离内可以达到80分贝以上,常见鞭炮的噪声值在3米距离内可以达到120分贝以上。

生物污染

生物污染包括尘螨、霉菌、细菌、病毒，这些都对宝宝的健康和免疫水平有影响，易引起过敏性鼻炎、普通感冒、流行性感冒、急性肠炎、肺炎等疾病。

尘螨过敏需警惕

尘螨是一种微小生物，是常见的过敏原，致敏性非常强，全球约有80%的儿童过敏性哮喘患者都对尘螨过敏。目前已知与人体健康有关的螨虫有十几种，比较常见的是**户尘螨**和**粉尘螨**两类。户尘螨喜欢温湿环境，生长在动物皮毛、被子、褥子、枕头、长毛绒玩具以及沙发、地毯的缝隙里面，而粉尘螨则喜欢长在面粉、粮食里面。所以，这些地方需要我们经常清理，特别是对尘螨过敏的宝宝，更要想办法远离它们。

实际上，处理尘螨的方法并不难。首先，保持房间干燥通风，床单被罩要常洗常晒，用50~70℃以上的水烫洗后烘干，或者在阳光下暴晒都可以杀灭螨虫。尽量不要使用长毛绒物品，不建议使用布艺沙发、地毯，减少螨虫滋生。

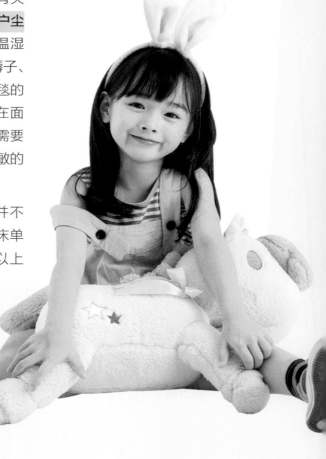

潮湿阴暗防霉菌

　　长有红毛、绿毛、黄毛、黑毛的发霉处，比如进入旧旅馆、地下室或者卫生间，经常会闻到一股霉味儿，这些地方往往就有霉菌。特别是在温暖潮湿的环境，霉菌的繁殖力非常旺盛，大量的霉菌孢子在空气中飘浮传播，无孔不入。

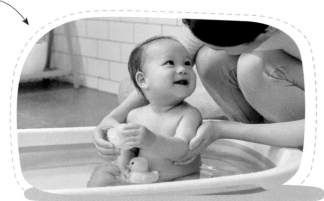

　　生活中家长带孩子去旧旅馆、游泳池、地下室、雨后潮湿的草地这些地方，或者近距离接触花盆里的土壤都得格外注意，因为这些地方霉菌浓度往往比较高。

细菌病毒要远离

　　家庭环境下，远离细菌、病毒的最好方法还是**勤洗手、多开窗、多通风**。通风至少要做到早、中、晚各一次，每次 15~20 分钟，夏天天气好的时候适量增加次数和时间。

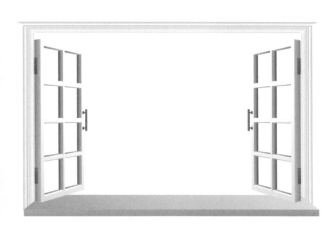

　　比如早晨起床后，房间内积累了较多相对污浊的空气，开窗通风就非常有必要。当然，如果室外空气污染严重，或者下雨天、花粉季节，可以根据实际情况灵活调整。

5 句顺口溜教你提高宝宝免疫力

虽然生活中存在许多破坏宝宝免疫力的"隐形杀手"，但是家长们也不用过度担忧，宝宝的免疫力是可以通过接种疫苗、保证营养、加强运动、合理作息以及调节情绪来提高的。熟记下面 5 点，我们在家就可以给宝宝提供贴心的健康防护。

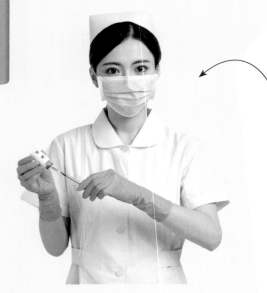

疫苗按时打，病菌莫烦扰

疫苗可以帮助我们获得抵抗多种病原体和毒素的免疫力，是预防和控制疾病发生、流行的有力武器。对宝宝而言，接种疫苗也就给了他们最直接、有效的免疫防线。只要宝宝没有特殊禁忌证，都应该积极接种疫苗。

我国疫苗分为一类疫苗和二类疫苗，按时给宝宝接种疫苗，尤其是一类疫苗，不但能给宝宝提供健康保障，更是宝宝上幼儿园的硬性要求。

营养跟得上，宝宝身体棒

任何年龄段的人都要合理搭配膳食，保证营养均衡。宝宝正处于生长发育的关键阶段，家长尤其要注意一日三餐的合理搭配，蔬菜、水果、杂粮、肉蛋奶类要均衡摄入，培养宝宝不挑食、不偏食的好习惯。同时也要注意饮食卫生，让宝宝吃得安全、吃得健康。后文我们将具体介绍宝宝可以从食物中获得的营养素，以及如何科学搭配日常饮食。

运动加游戏，强化免疫力

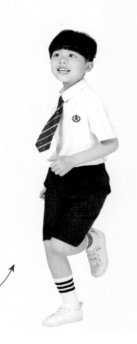

每次聊到运动的话题，大家都很容易联想到"强身健体"这个词。所以，很多家长都知道：宝宝多运动，可以增强免疫功能、少生病。爱玩是孩子的天性，游戏是对宝宝运动、思考、沟通等各方面能力的综合锻炼，更是提高宝宝免疫力最有效的途径之一。家长不要因为怕脏、怕危险就不让宝宝运动，多陪他去户外跑跑跳跳、晒晒太阳、呼吸新鲜的空气，对宝宝的身心发育都有益。

生活习惯好，疾病少打扰

养成良好的生活习惯，首先需要注意的一点就是让宝宝合理作息。宝宝在睡眠状态分泌的生长激素有利于促进身体的生长发育和免疫系统的完善，因此，高质量的睡眠对宝宝的健康十分重要。

此外，良好的生活习惯还包括注意个人卫生、勤洗手、劳逸结合、规律饮食、多喝水等，这些都对调节宝宝免疫力有益。

保持好情绪，调节免疫力

情绪对健康的影响不言而喻。我们说过，免疫力是人体抵抗病原微生物和环境侵蚀的能力，同时也包括精神上的抗打压能力。情绪不好，免疫力也会因此受到影响。为了保证宝宝健康成长，我们不但要在生活环境、饮食卫生等方面为宝宝提供物质保障，更要关注宝宝的心理健康。家长要善于观察宝宝的情绪状态，掌握与宝宝沟通的方式，及时帮助宝宝调整心态。

第二章
疫苗，构建宝宝免疫防线

　　日常生活中，有很多小朋友都害怕打疫苗，有的小朋友甚至已经到了"谈苗色变"的程度。小朋友打针怕疼是可以理解的，然而疫苗却是保证我们身体健康最有力的武器，它是免疫力最好的助手和搭档，接种疫苗也不仅仅只有"打针"这一种方式。如果你的宝宝也害怕打疫苗，请阅读本章，和宝宝一起认识疫苗吧！

你知道什么是疫苗吗

简单地说，疫苗就是一种生物制剂，可以帮助我们获得抵抗各种病原体和毒素的免疫力，是预防和控制疾病发生、流行的有力武器。接种疫苗可以降低感染疾病的概率，或减轻感染后病情的严重程度。

疫苗接种的方式

疫苗接种的方式主要分为主动免疫和被动免疫两类。

主动免疫

主动免疫也就是我们通常说的"打预防针"。主动免疫通过将疫苗注射进人体，刺激人体的免疫系统产生特定的抗体，形成免疫应答机制，达到预防、减轻或消灭疾病的目的。

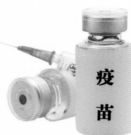

疫苗

被动免疫

被动免疫包括两种情况：一是人体可能或已经处于有致病微生物的环境中，暴露于病原体之下；二是给已经感染疾病的患者注射抗体抑制剂，中和病原体或与人体中的抗原结合。

针对自身有免疫缺陷的患者、因癌症等重大疾病不适宜主动免疫或主动免疫无效的患者，被动免疫是很有必要的。

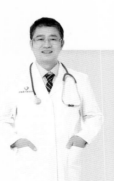

孙医生有话说

疫苗具有免疫原性和抗原性。免疫原性指抗原刺激人体免疫系统产生免疫应答的能力；抗原性指抗原的体外免疫学反应性。

生物疫苗的分类

目前的生物疫苗可分为 6 类: 减毒活疫苗、灭活疫苗、亚单位疫苗、基因工程重组蛋白疫苗、结合疫苗, 以及联合疫苗。

减毒活疫苗

减毒活疫苗在人体内有一定的生长、繁殖能力, 能在人体内发生自然感染但没有疾病症状, 从而达到在人体内产生抗体的效果。

优点: 接种后作用时间较长, 预防效果好。

缺点: 研发时间较长, 对保存和运输条件的要求较高。

灭活疫苗

灭活疫苗用灭活剂对培养后的病原体或减毒株进行灭活处理, 使其失去复制能力, 但仍能在人体内引起免疫应答。

优点: 对使用者来说更加安全; 保存和运输较为容易。

缺点: 灭活过程可能会对抗原造成一定的破坏, 影响免疫效果; 需要多次接种疫苗强化免疫效果; 成本较高, 且不易产生局部免疫。

亚单位疫苗

亚单位疫苗通过提纯病原体主要保护性抗原成分制成。

优点: 保护性抗原明确, 可以减少接种后的副作用。

缺点: 该类疫苗的纯度较高导致免疫原性较低, 因此需要的抗原量大, 且需要佐剂来增强免疫效果。

基因工程重组蛋白疫苗

基因工程重组蛋白疫苗通过重组 DNA 技术克隆并表达保护性抗原，通过纯化后并添加佐剂后制成。

优点：能够产生保护性免疫反应的抗原结构非常明确，且能通过基因重组技术获得。

缺点：往往需要通过佐剂来加强免疫原性。

结合疫苗指将细菌多糖抗原和蛋白载体通过特定化学反应结合制成的疫苗。

优点：这类疫苗能使人体产生具有针对性的适应性免疫应答和抗体，预防效果好。

缺点：免疫原性会受到不同生产工艺、结合工艺的影响。

结合疫苗

联合疫苗

联合疫苗指将两种或两种以上病原微生物或抗原成分联合在一起制成的疫苗。联合疫苗包括两类：一种是将不同病原体的抗原联合在一起，用以预防不同疾病的多联疫苗；另一种是将同一病原体不同型的抗原混合到一起，用以预防同一病原体不同型引起的疾病的多价疫苗。

优点：可以有效改善家长和宝宝对接种疫苗的依从性和实效性，减少宝宝接种疫苗的次数，提高接种率，更能有效地预防传染病。

给宝宝接种疫苗的重要性

通过接种疫苗来预防疾病是现代医学对人类最大的贡献。疫苗在人体内发挥作用的过程，说得通俗一点就像是"以毒攻毒"的过程。通过接种疫苗，人体可以获得抵抗某一特定或与疫苗相似病原的免疫力，从而让免疫系统记住这个破坏人体健康的罪魁祸首；一旦再次感染同样的病原体时，免疫系统便会对它发起精准进攻，从而使受注射者对该疾病有较强的抵抗能力。

对身体较弱，尤其是正处于 3 岁以下免疫力低下阶段的宝宝而言，接种疫苗可以帮助宝宝建立最直接、最有效的免疫防线，因此我们建议，只要宝宝没有特殊禁忌，都应该积极接种疫苗。

孙医生有话说

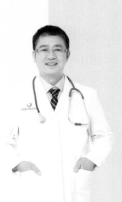

历史上，天花病毒曾让人类苦不堪言。天花疫苗发明后，该疫苗也被越来越多国家的人民所接种，从而免受天花之苦。1960 年，我国在云南省孟连县治愈了国内最后一例天花患者；1977 年，世界上最后一例天花患者在索马里被治愈。1980 年，世界卫生组织宣布天花病毒被人类从自然界中消灭，这标志着人类第一次获得与传染病斗争的彻底胜利，也用科学证明了疫苗是预防传染病的有效工具。

看过这个故事，家长们一定要鼓励宝宝勇敢面对接种疫苗时那几秒的疼痛，让疫苗为宝宝的健康保驾护航。

如何给宝宝选择疫苗

疫苗就如同一身坚实的铠甲，贴心守护着宝宝的安全和健康。在生活中，很多家长都有过这样的经历，带宝宝去医院时，经常会被问到"选择自费疫苗还是免费疫苗？用国产的还是进口的？"这里，我们将具体介绍一类疫苗和二类疫苗的区别，供大家参考。

一类疫苗和二类疫苗

在我国，疫苗分为两类，也就是我们常说的"一类疫苗"和"二类疫苗"。在医学上，两类疫苗的安全性、有效性并没有本质上的区别。

一类疫苗

一类疫苗是国家免疫规划免费提供的，比如：乙肝疫苗、脊髓灰质炎疫苗等。若不存在不适宜接种的特殊情况，所有的宝宝都应该接种。这部分疫苗大多也是为了预防宝宝最常见的传染病。所以，有的家长可能发现了，孩子在上幼儿园的时候，如果没有接种这些疫苗，可能会达不到幼儿园的入学要求。

二类疫苗

二类疫苗是自费疫苗，公民自愿接种，如肺炎 13 价疫苗、流感疫苗等。家长需要根据宝宝的身体状况和疾病的流行情况来决定是否进行接种。

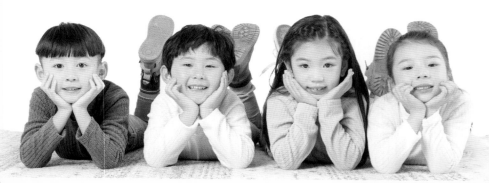

宝宝必须接种的几种疫苗

宝宝从出生到上幼儿园这一阶段，差不多要打 30 针疫苗，下面，举例介绍几种宝宝必须接种的疫苗。

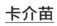

卡介苗

卡介苗是用来预防结核病的，对新生儿、婴幼儿预防重型结核，如粟粒性结核、结核性脑膜炎，具有非常重要的价值。在结核患病率高的国家，**1 岁以内的宝宝都应该接种卡介苗**，接种时间是在宝宝出生后的 24 小时之内，疫苗免疫保护期可以达到 5~10 年。

家长需要注意：

1 接种卡介苗大约 1 个月后，宝宝手臂局部会出现红肿化脓结痂，不需要处理，耐心等待结痂脱落，留下自然的疤痕，这是正常的反应。在这期间，一定不要用热毛巾去敷它，给宝宝洗澡时，局部皮肤尽量不要碰水。如果伤口长期不愈合，需要到医院检查。

2 宝宝出生后 24 小时内需要连续接种卡介苗和乙肝疫苗，应该分别在两侧胳膊注射。

3 因为特殊情况暂时没能接种卡介苗的新生儿，3 个月以内可以待身体恢复达到接种要求后接种；超过 3 个月不满 4 周岁，可以听医生安排做皮试后，决定要不要补种；超过 4 周岁，而且从来没有接种过卡介苗，一般就不需要再补种了。

乙肝疫苗

乙肝疫苗的作用是预防乙型肝炎。母婴垂直传播是新生儿感染乙肝的常见途径之一。从 2000 年起，我国开始推行新生儿出生 24 小时之内免费注射乙肝疫苗的基本国策，使新生儿乙肝感染率从 10% 下降到了不足 1%。

正常情况下需要接种 3 针，宝宝出生后 24 小时内，最好是 12 小时内接种第 1 针，满月时接种第 2 针，满 6 个月时接种第 3 针。全部接种完成后，超过 90% 的宝宝都可以获得抗体，并获得 3~5 年的免疫保护期。

家长需要注意：

1 如果新生儿出生体重不满 2500 克，有发烧、腹泻等不适症状，患有严重基础疾病时，应该暂缓接种。

2 如果出现严重新生儿黄疸，应暂缓接种，可以在 1 个月时进行评估，由医生安排决定，尽量及时补种。

3 乙肝疫苗和麻疹疫苗不能同天接种。

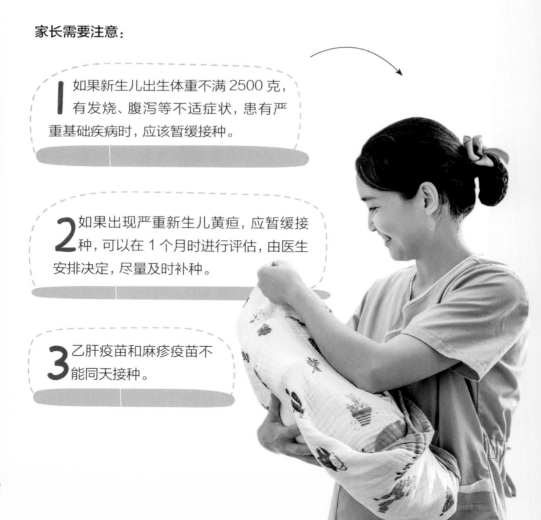

脊髓灰质炎疫苗

该疫苗的作用是预防小儿脊髓灰质炎，也就是我们常说的小儿麻痹症。疫苗分口服和注射两种剂型，口服剂型也就是我们常说的糖丸，是减毒活疫苗，属于一类疫苗；注射剂型是灭活疫苗。

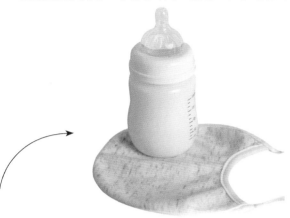

家长需要注意：

1 免疫力差，存在发烧、腹泻症状，感染其他疾病的宝宝，应该暂缓接种疫苗。明确**牛奶过敏**的宝宝，因为糖丸中含牛奶成分，不建议口服糖丸，可以改用口服液体剂型的疫苗。

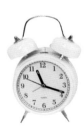

2 哺乳期的宝宝，口服接种的前、后30分钟都不要吃奶，母乳中的一些成分可能会影响疫苗的效果。

3 口服的糖丸需要冷藏保存，保证菌种的活性。口服接种时，最好用凉开水服用，不要用热水或者其他饮料送服，避免影响疫苗活性。

43

脊髓灰质炎疫苗有 2 种接种方案

方案一：由国家免费提供接种。

现行国家免疫程序规定，从 2016 年 5 月 1 日起，2 个月的宝宝应该注射接种 1 剂脊灰灭活疫苗，在 3 个月、4 个月、4 周岁时，分别口服接种 1 剂脊灰减毒活疫苗。少数省市还会免费提供 2 次注射接种灭活疫苗，以产生最佳免疫效果。

如果你的宝宝从来没有接种过注射型疫苗，且满足以下条件，可以申请预约补充接种：2016 年 3 月 1 日后出生，宝宝只口服过滴剂（2 价脊灰减毒活疫苗），没有注射接种过脊灰灭活疫苗，同时，最后一次口服滴剂已经超过 28 天；14 岁以下的孩子，没有接种过任何剂型的脊灰疫苗，不论出生日期也要去申请补种。

宝宝曾注射接种过脊灰灭活疫苗或者五联疫苗，或口服过脊灰糖丸，或有接种禁忌证则不需要补种。

方案二：家长自费给宝宝接种。

家长可以 4 次接种都选择注射的灭活疫苗，只是接种时间略有差异，分别在宝宝 2 个月、3 个月、4 个月、18 个月时注射。

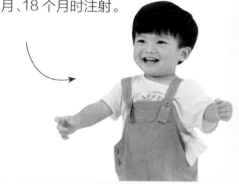

孙医生有话说

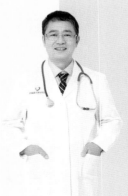

免费的口服减毒活疫苗作用强度和效果会明显一些，但是不排除有极小被感染的可能性，通常免疫力正常的孩子使用都没有问题。相比而言，注射的脊灰灭活疫苗，没有被感染的风险，但是免疫原性不如减毒活疫苗强，偏向于免疫力低下或者有感染的孩子。如果孩子免疫力差，可以选择全部注射接种。

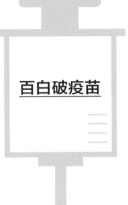

百白破疫苗

百白破疫苗是一种三联疫苗，可以帮助宝宝同时预防百日咳、白喉、破伤风 3 种疾病。这种疫苗同样需要接种 4 次，分别在宝宝 3 个月、4 个月、5 个月，以及 18 个月各接种 1 次。接种后的免疫保护期可以持续 5~10 年。

家长需要注意：

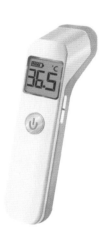

1 有癫痫、神经系统疾病禁止接种；如果注射第 1 针疫苗后，出现高热、惊厥等异常情况，不建议再继续注射第 2 针。

2 接种后可能会引起局部硬结、轻度发热等副反应，一般 1~2 天就消失了。

3 市面上还存在着四联、五联疫苗，其中四联疫苗是"百白破+B 型流感嗜血杆菌疫苗"，五联疫苗是"四联疫苗 + 灭活脊髓灰质炎疫苗"，都包括了百白破疫苗的成分，可以减少注射次数，但是属于自费疫苗，有条件的家长可以酌情考虑。

流脑疫苗

流脑即流行性脑脊髓膜炎，该病容易出现在冬春季节，5岁以下，特别是6个月到2岁的宝宝发病率较高。引起流脑的脑膜炎奈瑟菌可以分为A、B、C、X、Y、W-135等13个不同的血清群，其中A、B、C群引起的流脑最常见。

我国常见的流脑疫苗	预防流脑类型
A群流脑多糖疫苗	预防A型流脑
A+C群流脑多糖疫苗	预防A型、C型流脑
A+C群流脑多糖结合疫苗	预防A型、C型流脑
ACYW-135群多糖疫苗	预防A型、C型、Y型、W-135型流脑

注：A+C群流脑多糖结合疫苗、ACYW-135群多糖疫苗属于自费疫苗。

在我国，流脑疫苗的免费接种程序是：

个月/年龄	接种流脑疫苗类型
6个月	流脑A群多糖疫苗
9个月(2剂次间隔不少于3个月)	流脑A群多糖疫苗
3岁	A+C群流脑多糖疫苗
6岁(与第3剂接种间隔不少于3年)	A+C群流脑多糖疫苗

无论接种哪种流脑疫苗，一般都采用肌肉注射的方式，个别宝宝接种后，可能会出现局部泛红、轻微疼痛，或者出现低热，多数情况下1~2天就自行恢复了。如果持续发热并超过3天，建议及时去医院就诊。

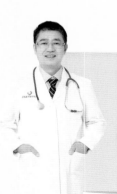

孙医生有话说

流脑疫苗应接种4剂，第1、2剂接种A群流脑疫苗，第3、4剂为加强免疫，应接种A+C群流脑疫苗。

乙脑疫苗

该疫苗的作用是预防"流行性乙型脑炎"。这种疾病是由乙脑病毒引起的,经常由蚊虫叮咬传播,是一种人畜共患疾病,人和许多动物感染乙脑病毒后都可成为传染源。这是一种致残、致死率都比较高的疾病。

目前,市面上的乙脑疫苗有2种,一种是乙脑减毒活疫苗,另一种是乙脑灭活疫苗。选择1种即可。

方案一:接种减毒活疫苗,共3针	方案二:接种灭活疫苗,共4针
8~12个月:接种第1针	8个月:接种两针,两针之间必须间隔7~10天
18~24个月:接种第2针	18~24个月:接种第3针
6岁:接种第3针	6岁:加强接种第4针

从疫苗的效果和安全角度综合考虑,我们建议:一般情况下,健康宝宝选择乙脑减毒活疫苗。如果宝宝有免疫缺陷疾病,或者免疫功能低下,咨询医生后可以考虑接种乙脑灭活疫苗。

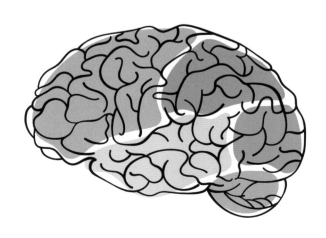

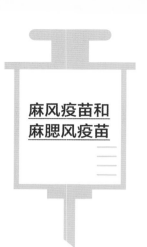

麻风疫苗和
麻腮风疫苗

麻风疫苗是二联疫苗，可以同时预防麻疹、风疹。麻腮风疫苗是三联疫苗，可以同时预防麻疹、腮腺炎、风疹。这 3 种疾病很容易在幼儿园、小学中流行，接种相应的疫苗非常必要。

为了预防以上 3 种疾病，我国的免费接种程序是：宝宝 8 个月时，注射 1 次麻风疫苗，宝宝 18 个月时，再注射 1 次麻腮风疫苗。根据最新的疫苗接种程序，在没有麻风疫苗的情况下可以用麻腮风疫苗代替接种。

家长需要注意：

如果宝宝接种疫苗前，已经得过即将接种疫苗所包含的预防疾病，就不要选择联合疫苗了。这时候，你可以给宝宝选择与没有得过的疾病对应的单一疫苗。比如，已经得过风疹的宝宝，可以单独选择麻疹疫苗和腮腺炎疫苗。

国家卫健委已经明确发文确定从 2020 年 6 月起，在全国范围内实施两剂麻腮风疫苗接种程序，也就是说从那时起麻风疫苗就被替代了，但是并没有取消接种。主要是因为很多地区的麻风疫苗供应不足，所以就用麻腮风疫苗替代。以前是在 8 月龄接种 1 剂麻风疫苗，然后在 18 月龄再接种 1 剂麻腮风疫苗，现在变成 8 月龄和 18 月龄各接种 1 剂麻腮风疫苗。

甲肝疫苗可用来预防甲型肝炎。甲肝病毒是一种通过消化道传播的病毒，比如吃了沾有这种病毒的食物，感染后引起甲型肝炎。作为甲型肝炎的易感人群，儿童和青少年都应该积极接种甲肝疫苗，尽量预防疾病发生。

同样，市面上的甲肝疫苗也有 2 种，包括甲肝减毒活疫苗和甲肝灭活疫苗，选择一种接种即可。

如果选择甲肝减毒活疫苗，一般在宝宝 18 个月时接种 1 针，成功获得抗体后，可以持续提供 5~10 年免疫保护，保护期过后，可以选择去医院接种加强针。

如果选择甲肝灭活疫苗，需要分别在宝宝 18 个月和 2 岁时各接种 1 针，成功获得抗体后，可以持续提供约 20 年的免疫保护。无论选择哪种甲肝疫苗，免疫效果都是一样的，不良反应也比较少。

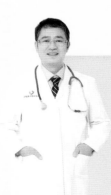

孙医生有话说

有的家长担心宝宝接种甲肝疫苗后，没有成功产生抗体，或者经常去一些卫生条件差、甲肝流行的地方，可以在接种疫苗后，检查一下甲肝抗体滴度，如果滴度过低，没有达到预期的免疫效果，在医生指导下补充接种就可以了。

科学选择自费疫苗

在一类疫苗接种的基础上，家长还可以根据宝宝的身体素质、预防疾病的重要性、所处环境的疾病风险以及自己的经济条件补充选择二类疫苗，给宝宝提供更多的免疫保护。我们将推荐的二类疫苗划分成三个优先级，供大家参考。

优先级	疫苗类型	特殊说明
推荐首选的疫苗	B 型流感嗜血杆菌疫苗、水痘疫苗、手足口病疫苗	这些疫苗所预防的疾病，要么传染性比较强，宝宝容易感染得病，要么得病后病情比较严重，对身体伤害比较明显，所以，推荐有条件的家长，尽量选择接种
可以选择的疫苗	流感疫苗、肺炎疫苗	特别是早产儿、免疫力差的宝宝，更需要考虑接种
可以考虑的疫苗	轮状病毒疫苗	3 个月 ~2 岁的宝宝，容易得病毒性腹泻，通常是由感染轮状病毒所致。所以，接种轮状病毒疫苗，可以在一定程度上预防腹泻

接下来，我们将具体介绍这几种自费疫苗的作用和接种时的注意事项。

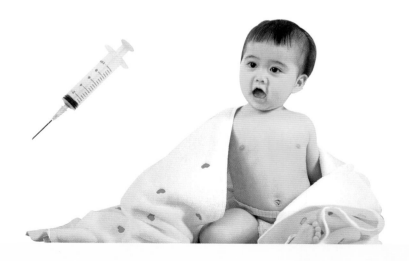

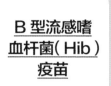

B 型流感嗜血杆菌（Hib）疫苗

新生儿、婴幼儿容易感染 B 型流感嗜血杆菌，可引起中耳炎、肺炎、脑膜炎等相对严重的疾病。所以，全世界大部分的国家和地区，都在积极推广接种 Hib 疫苗。

Hib 疫苗的接种程序比较复杂，需要根据宝宝开始接种这种疫苗时的年龄，执行不同的免疫程序。最好在 1 岁前开始接种，以便更早获得免疫保护。

如果你的宝宝在 2~5 个月期间开始接种，基础免疫至少需要接种 3 针，每两针之间间隔 2 个月。3 针全部接种后，间隔 1 年时间，一般在宝宝 18 个月左右，可以额外再加强接种 1 针。

如果你的宝宝在 6~12 个月期间开始接种，基础免疫至少需要接种 2 针，前后间隔 2 个月。2 针全部接种后，在宝宝出生的第 2 年，一般也是宝宝 18 个月左右，可以额外再加强接种 1 针。

家长需要注意：

1 接种 Hib 疫苗后，极少数宝宝可能会出现接种部位轻微红肿、疼痛，或者伴随低热，一般 2~3 天症状就消失了。

2 如果宝宝接种疫苗前患有急性发热性疾病，或者处于严重慢性疾病的发病期，比如哮喘，需要暂缓接种。同时，对破伤风类毒素过敏者，或者曾经接种 Hib 疫苗有过敏经历的宝宝，应该禁止接种。

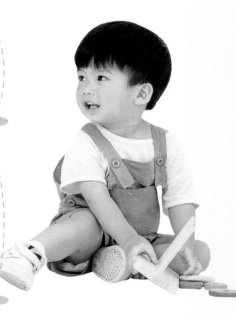

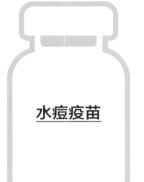

水痘疫苗

水痘是由水痘带状疱疹病毒引起的，传染性很强，接触到病菌后 90% 以上未出过水痘的宝宝都会发病。而且，即使宝宝水痘痊愈了，水痘病毒依然会藏在身体神经节内，成年以后免疫力低下时，病毒可能再次被激活，引起带状疱疹疾病。所以，还是建议积极接种水痘疫苗。实际上，目前我国部分地区已经把水痘疫苗逐渐纳入到一类疫苗范围了。

一般情况下，宝宝 12~18 个月期间接种第 1 针水痘疫苗,4~6 岁可以再加强接种第 2 针。部分地区也给 13 岁以上青少年或者成人接种，这时候也需要接种 2 针,2 针之间至少间隔 1 个月。

家长需要注意：

1 虽然接种水痘疫苗后副作用很小，但是对疫苗中某些成分过敏、免疫缺陷患者、新霉素过敏患者、孕妇或者处于备孕期的女性，都不能注射水痘疫苗。

2 如果宝宝近期接种过其他减毒活疫苗，比如麻疹疫苗，需要间隔 1 个月再接种水痘疫苗。间隔时间少于 28 天，可能会影响疫苗免疫效果。

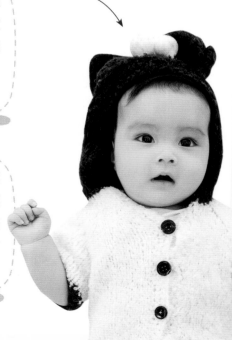

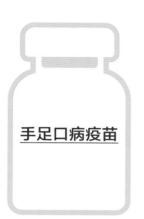

手足口病疫苗

引起手足口病的病原体有很多，主要是肠道病毒 EV71 型，或者柯萨奇病毒 A16 型。其中，EV71 型病毒引起的手足口病症状往往更严重一些。在这里，我们所说的手足口病疫苗，只能预防 EV71 型病毒感染引起的手足口病，所以也被称为 EV71 病毒疫苗。换句话说，接种手足口疫苗，不能 100% 预防手足口病，但可以有效降低患病率，特别是对预防手足口重症很有价值。

手足口病疫苗需要在宝宝 6 个月之后接种，分 2 次完成，两剂次之间至少间隔 1 个月。5 岁以上的儿童不再推荐接种。因为 1~2 岁是宝宝患手足口病的高发时期，所以建议 6 个月以上的宝宝越早接种越好，最好在 1 岁之前完成接种。另外，手足口病的高发期为每年的 4~7 月，在符合接种程序的前提下，可以选择在当年的 4 月之前完成，及时提供免疫保护。

总的来说，EV71 型手足口病疫苗具有良好的保护效力，主要不良反应和接种禁忌证与其他常见疫苗相似。

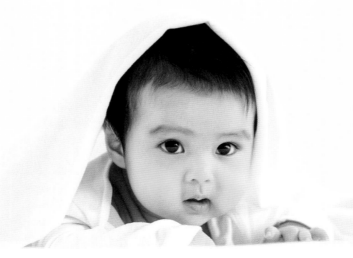

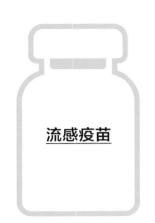

流感疫苗

无论是从症状来看还是对宝宝的健康风险而言，流感都比普通感冒严重，它往往伴随 39℃ 以上的高热，还可能引起肺炎、心肌炎、脑膜炎等严重并发症，严重时甚至危及生命。接种流感疫苗可以降低流感风险，减少流感重症，是其他方法比如口服药物预防都不能替代的有效手段。

目前，我国已批准上市的流感疫苗包括三价灭活疫苗（ IIV3 ）、三价减毒活疫苗（ LAIV3 ）和四价灭活疫苗（ IIV4 ）。其中三价疫苗有裂解疫苗和亚单位疫苗，可用于 ≥ 6 月龄人群接种；三价减毒活疫苗用于 3~17 岁人群，每剂次 0.2 毫升；四价灭活疫苗可用于 3 岁以上人群。

接种流感疫苗后，免疫力可以维持 6~8 个月，每年流行的流感病毒株可能不同，第 2 年应该重新接种。如果宝宝以前从来没有接种过流感疫苗，而且年龄介于 6 个月 ~8 岁，首次接种需要分 2 剂次完成，每次间隔不少于 4 周。如果宝宝以前接种过 2 剂或以上流感疫苗，再接种时一般注射 1 剂就可以了。

家长需要注意：

1 从接种疫苗到获得有效免疫保护需要一定的时间，流感疫苗的最佳接种时间是每年的 9~10 月，以便在流感流行季节前产生免疫力。如果错过最佳接种期，流感开始之后也可以接种疫苗。

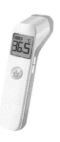

2 流感疫苗禁忌证比较少，如果没有对疫苗成分过敏或者严重过敏等情况，都可以接种。轻微发热，有轻度上呼吸道感染症状，可以等症状消退后再接种。对鸡蛋过敏的宝宝，一般也可以接种。

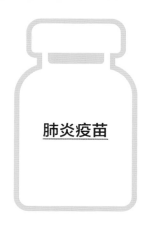

肺炎疫苗

肺炎是一种常见呼吸道疾病，死亡率较高。引起肺炎的病原体有很多，肺炎球菌是其中主要致病菌之一，同样是肺炎球菌，还可以分成很多不同的亚型。我们说的肺炎疫苗，就是用来预防肺炎球菌感染的。目前，市面上常见的肺炎疫苗有 13 价肺炎球菌多糖结合疫苗和 23 价肺炎球菌多糖疫苗。顾名思义，13 价肺炎球菌多糖结合疫苗的预防范围覆盖了 13 种血清型肺炎球菌，而 23 价肺炎球菌多糖疫苗则覆盖了 23 种血清型肺炎球菌。

说到这儿，有的家长会问，选择 23 价的疫苗是不是就更好？这个还要区别讨论。23 价肺炎球菌多糖疫苗的覆盖范围虽然广，但是对婴儿来说，接种后不容易产生抗体，只适用于 2 岁以上的宝宝，而且免疫效果一般。实际上，这种疫苗更推荐 60 岁以上的老年人和 2 岁以上有慢性基础疾病的孩子接种，帮助他们预防肺炎疾病。

对于大多数健康宝宝而言，一般还是应该选择 13 价肺炎球菌多糖结合疫苗。正常情况下，它的接种程序是：宝宝 2 个月、4 个月、6 个月时各接种 1 针，12~15 个月期间再加强接种 1 针，一共接种 4 针。

肺炎 13 价疫苗分为进口疫苗、国产疫苗，接种方法会因为月龄的不同而不同，国产 13 价肺炎疫苗对年龄要求更宽泛，6 个月以上仍然可以打第一针。

进口的 13 价肺炎疫苗

一般在宝宝 6 个月之前，需要接种完具有基础免疫作用的 3 针，分别在 2 月龄、4 月龄和 6 月龄接种。在 12~15 个月完成第 4 针的加强免疫。加强免疫，最迟不能超过 15 个月。

国产 13 价

6 周 ~6 个月：基础 3 针，间隔 2 个月，12~15 个月加强 1 剂。

7~11 个月：基础 2 针，间隔 2 个月，12 月龄后加强 1 剂。

12~23 个月：接种 2 剂次，间隔 2 个月。

2~5 岁：接种 1 剂次。

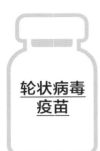
轮状病毒疫苗

轮状病毒是引起儿童腹泻的主要原因之一，6个月~3岁的宝宝感染发病率最高，几乎每个宝宝都经历过。选择接种轮状病毒疫苗，可以在很大程度上减少宝宝腹泻。

如果选择国产单价轮状病毒疫苗，适用于2个月~3岁的婴幼儿，每年口服接种1次就可以了。如果选择接种五价轮状病毒疫苗，需要从宝宝出生后6~12周期间开始口服第一剂，一共需要接种3次，每剂次间隔4~10周，并在32周龄内完成全部接种。

无论选择哪种疫苗，最好在身体健康的情况下口服疫苗。如果宝宝有消化系统疾病，比如恶心、呕吐、腹泻等症状，建议暂缓接种。

流行性腮腺炎是幼儿园、小学阶段，常见的儿童呼吸道传染病，特别容易出现在每年的冬、春季节。流行性腮腺炎本身并不可怕，但可能引发其他严重并发症，比如病毒性脑炎、胰腺炎、心肌炎、肺炎等。所以，在宝宝8个月后，可以选择接种腮腺炎疫苗，预防疾病发生。

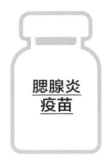
腮腺炎疫苗

如果你所在地区的免疫机构允许给宝宝接种2剂麻腮风疫苗，就不用再单独选择腮腺炎疫苗了。

如果你所在地区的免疫机构只允许宝宝接种1剂麻腮风疫苗（一般在18个月龄注射），那么，建议在宝宝4~6岁时再单独接种1剂腮腺炎疫苗。

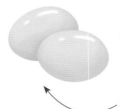

接种单独的腮腺炎疫苗时，患有急性慢性感染、发热，对鸡蛋及任何疫苗内已知成分有过敏史的宝宝不能接种。

给宝宝接种疫苗的注意事项

在给宝宝接种疫苗之前，除了该如何选择不同种类、不同作用的疫苗外，我们还需要了解一些其他注意事项。

接种时间

通过前文我们知道，每一种疫苗都有标准的接种程序，一般包括 2 个要素，一是需要接种几次，二是在什么年龄接种。给宝宝接种疫苗的周期很长，需要接种的次数也很多，有的家长会问：如果因为忘了时间，或者孩子生病、外出等原因，错过了约定的疫苗接种日期该怎么办呢？

一般情况下，疫苗不能提前接种，但可以适当推迟接种。有时候推迟接种疫苗的效果反而会更好一些，这是因为孩子年龄越大，免疫系统发育越成熟，对疫苗的免疫应答也越好。当然，推迟后，也会增加宝宝在没有疫苗保护期间的患病风险，还可能影响其他疫苗的接种时间。所以，尽量按时注射，特殊情况下，咨询医生后可以短期推迟接种。

孙医生有话说

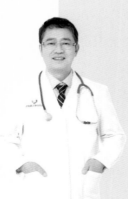

卫生部门对一类疫苗的接种时间有以下规定：

必要的时候，同一天内可以给宝宝接种不同的疫苗。但是需要避免在同一部位接种，禁止将 2 种或者多种疫苗混合吸入同 1 支注射器使用。实际接种时，还要听医生评估后安排。

2 种或 2 种以上的疫苗分开注射时，如果疫苗是减毒活疫苗，应该至少间隔 28 天；如果是灭活疫苗，或者口服脊髓灰质炎糖丸剂，与其他注射类疫苗的间隔时间没有限制。

接种疫苗前、后的小细节

接种疫苗后，医生可能会建议，一段时间内不要给宝宝洗澡。所以，你可以提前 1 天给宝宝洗个澡，换上干净的衣服。同时，提前确认宝宝有没有感冒发烧、过敏、服用药物等情况，特别是曾经接种疫苗后，出现过的不适症状，接种前都需要告诉医生，协助医生判断宝宝有没有接种的禁忌证。

顺利接种后，建议最好在医院观察 30 分钟，确认宝宝没有出现不良反应后再离开。要保持注射部位的皮肤清洁、干燥，多休息、多喝水，不要吃辛辣、刺激性的食物。

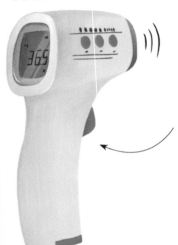

宝宝接种疫苗后的常见反应

接种疫苗后当天或者 1~2 内，宝宝可能会出现发热症状，一般体温不超过 38.5℃都属于正常反应。当然，如果发热超过 38.5℃，或者持续发热超过 3 天，再或者接种疫苗 3 天以后才出现发热，要及时就医。

另外，接种疫苗后的常见反应还有：局部皮肤出现红肿、硬结、皮疹；轻度的食欲不振、呕吐、腹泻，但若精神状态良好，也不影响正常生活，都不用过度担心，注意观察即可。

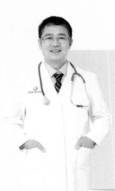

孙医生有话说

目前广泛使用的疫苗安全性和有效性都得到了严格的医学临床验证，家长不能因为害怕宝宝有不良反应就拒绝给宝宝接种疫苗，否则会给宝宝带来易被感染的风险，因小失大。

接种疫苗的一些禁忌

不同疫苗的禁忌证可能会有差异。总的来说，大多数疫苗接种前，如果出现了以下情况，需要暂缓接种，包括：

1 患有严重疾病，伴随高热等严重症状，或者处于慢性病的急性发作期，比如哮喘病的急性发作。

2 明确对疫苗中的成分过敏，或者曾经接种同样疫苗后，出现过严重的不良反应。

3 医生明确诊断，有免疫缺陷、免疫功能低下，或者正在接受免疫抑制剂的治疗，接种疫苗前需要咨询医生，视具体情况而定。

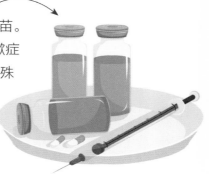

如果宝宝存在以上情况，需要推迟接种疫苗。如果宝宝没有发热，只是有轻微的感冒、咳嗽症状，或者慢性疾病控制得非常好，也未进行特殊治疗，一般都可以正常接种疫苗。当然，若有疑似禁忌证，自己又拿不准，可以在接种疫苗前咨询一下医生，听医生的进一步安排。

保管好宝宝的预防接种证

一般情况下，孩子上幼儿园或者小学时，都需要出示或者上交预防接种证，一些到国外学习的孩子，也可能会用到接种证明。所以，每次接种疫苗后，都要带好预防接种证。在国外接种疫苗，医生也会在国内的接种证上进行记录，各个国家都是互认的。万一不小心将接种证丢失，最好及时去接种单位补办。

第三章
免疫力需要好营养的支持

　　俗话说："兵马未动，粮草先行。"两军交战，粮草的供应和支持不可或缺，同样，在免疫大军同致病微生物作战时，也万万不能缺少各类营养素的支持，营养素就相当于免疫力的军需物资。家长朋友们，你知道哪些营养素是人体必需的吗？怎样安排膳食才能提高免疫力在宝宝体内的战斗力呢？相信读完本章内容，你会找到答案。

重要的免疫营养素

我们都知道，植物通过光合作用可以合成自身生长所需要的养分，然而人类不同于植物，为了维持生命活动、保证身体健康，我们必须通过食物来获得必需营养素，包括蛋白质、碳水化合物、脂肪、维生素、矿物质、水和膳食纤维。其中，有一些营养素对调节免疫力有着非常重要的作用，因此被称为免疫营养素。

蛋白质和氨基酸

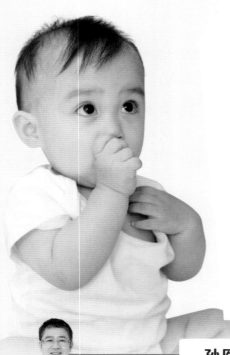

人体的皮肤、黏膜等组织，参与新陈代谢的酶，以及人体内的抗体大多是由蛋白质构成的，因此，可以说蛋白质是免疫力的物质基础。蛋白质具有运送营养物质和参与代谢的作用，如果人体缺乏蛋白质，身体所需要的营养物质的运输和吸收也会受到影响，免疫力因此下降。所以，缺乏蛋白质的孩子通常体质也会较弱。

氨基酸是构成蛋白质的基本单位，部分氨基酸需要从食物中获取。

孙医生有话说

氨基酸中的精氨酸和谷氨酰胺是免疫营养素，正常情况下，这两种物质需要从食物中摄入，但在患有疾病或营养不良的情况下，也需要额外补充。具体补充的量需要根据医生建议来决定。

多种维生素和微量元素

我们所熟知的维生素 A、维生素 C、维生素 E、维生素 D、β-胡萝卜素、铁、锌、硒，都是重要的免疫营养素，它们在人体中起着不可或缺的作用。

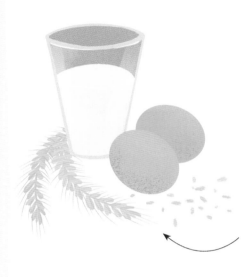

维生素 A

除了我们熟知的对视觉功能的重要作用外，维生素 A 对维持和促进免疫功能也有着重要的作用。它可以促进免疫细胞产生抗体，同时也起着稳定上皮细胞的细胞膜的作用，这对增强人体免疫系统第一道防线极为有益。

富含维生素 A 的食物包括：动物肝脏、牛奶、鸡蛋、小米、红薯、胡萝卜、西蓝花、小白菜、菠菜、橘子、芒果等。

维生素 C

维生素 C 是维持人体免疫功能的重要营养素，人体不能自身合成。高浓度的维生素 C 可以促进抗体的形成，可以缓解铅、汞、镉、砷等重金属元素对人体的毒害作用，是良好的"解毒剂"。维生素 C 还具有预防癌症的作用。但是过量补充维生素 C 也可能会导致腹痛、皮疹等症状，一般情况下，日常饮食中摄取的维生素 C 就可以满足人体的每日需求，必要时候需要额外补充，但一定要遵医嘱。

新鲜的水果、蔬菜中都含有丰富的维生素 C，如：橙子、橘子、菠萝、芒果、白菜、菠菜、韭菜、油菜、西红柿、菜花、土豆等。

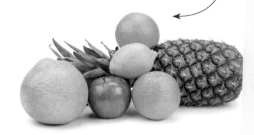

维生素 D

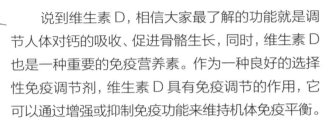

　　说到维生素 D，相信大家最了解的功能就是调节人体对钙的吸收、促进骨骼生长，同时，维生素 D 也是一种重要的免疫营养素。作为一种良好的选择性免疫调节剂，维生素 D 具有免疫调节的作用，它可以通过增强或抑制免疫功能来维持机体免疫平衡。

　　富含维生素 D 的食物不多，在我们日常饮食中，只有奶类、蛋黄、动物肝脏和三文鱼等含有少量的维生素 D；阳光中的紫外线可以促进维生素 D 的合成，因此，经常到户外活动、晒晒太阳，对补充维生素 D 很有帮助。

维生素 E

　　维生素 E 是很好的抗氧化剂，补充充足的维生素 E，有助于减少自由基对免疫系统的破坏，增强免疫力。

　　富含维生素 E 的食物包括肉蛋奶类、坚果类、猕猴桃、莴苣、圆白菜等。葵花子、芝麻、玉米、橄榄、花生、山茶花等作物榨成的植物油也含有丰富的维生素 E。

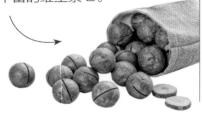

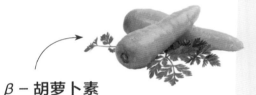

β - 胡萝卜素

　　β - 胡萝卜素是一种重要的抗氧化剂，它和维生素 C、维生素 E 互相配合，可以产生很强的抗氧化作用，预防人体免疫系统受到自由基的伤害。同时，β - 胡萝卜素还可以在人体内分解为维生素 A。

　　通常，绿叶蔬菜以及黄色、橘色的水果都含有大量的 β - 胡萝卜素，如菠菜、生菜、胡萝卜、西红柿、哈密瓜、沙棘等。

铁

铁是人体必需的重要微量元素，它是血红蛋白的重要组成部分，参与人体内氧的运输和储存，还是多种酶和免疫系统化合物的重要成分。铁具有促进发育、增强免疫力、调节呼吸、抵抗疲劳、预防贫血等重要作用。

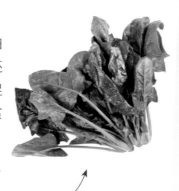

动物肝脏、瘦肉、鱼、海带、紫菜、西红柿、油菜、芹菜、菠菜、香菇、红枣等食物中都含有丰富的铁，可以适量食用。

锌

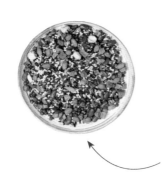

我们在前文提到过，胸腺是人体重要的免疫器官。只有锌含量充足才能保证胸腺的正常发育，T 细胞才能正常分化，增强人体免疫屏障。

含锌量高的食物有：瘦肉、猪肝、蛋黄、鱼类、牡蛎、紫菜、海带、芝麻、核桃、豆类及豆制品、小米、萝卜、茄子、荔枝等。

硒

肝脏是人体重要的解毒器官，通常肝不好的人免疫力都较低。肝中含有大量的硒元素，是人体中含硒量最多的器官之一。硒元素是强效的免疫调节剂，可以增强机体的免疫功能，提高肝的抗病能力；硒在人体中起着重要的抗氧化作用，还有很强的解毒功能，能够减轻铅、汞等重金属对肝脏的伤害。

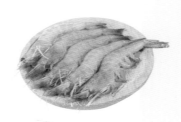

含硒量高的食物有：鸡蛋、猪肉、牡蛎、虾、紫薯、腰果、杏仁、南瓜子、花生、蘑菇等。

免疫力可以吃出来

我们说免疫力是可以吃出来的，怎么吃、吃什么就成了大家普遍关心的一个问题。除了要养成健康的饮食习惯之外，我们还需要做到均衡营养。

养成健康的饮食习惯

1 饮食多样化、不偏食：很多人吃东西时都会选择方便的、自己喜欢的，进而导致营养不均衡。如果孩子受家长影响养成了偏食的习惯，会严重危害身体健康。

2 少吃甜食：虽然吃甜食能让人感到心情愉悦，但是，甜食中的一些成分却能使人体免疫系统受损，因此，为了身体健康，要尽量少吃甜食。

3 低盐少油：高盐、高油的食物会影响人体代谢、堆积脂肪，对健康不利。

4 多吃新鲜蔬菜和水果：新鲜的蔬菜、水果富含大量维生素、矿物质、膳食纤维等营养素，对人体有极大的益处。

5 多喝水：我们常说水是生命之源，一般建议每人每天喝水至少 1500 毫升，青春期的孩子每天最多要喝 2000 毫升水，当然，具体饮水量还要根据季节、天气、年龄、运动量、个人身体状况调整。

6 公筷、公勺要备齐：我国多数家庭习惯共餐制，我们提倡尽量在就餐时使用公筷、公勺，这既是安全、卫生的要求，也是文明、礼貌的倡导。

7 吃熟食：生的或半生的食物中可能含有大量细菌或农药残留，对人体健康不利，因此，除水果外，食物尽量做熟吃。

8 冰箱不是万能的：冰箱可以延缓食物腐坏变质的过程，但不能抑制细菌的增长，因此，每餐的食物尽量吃完，不要觉得将吃剩的食物放入冰箱就万事大吉了。

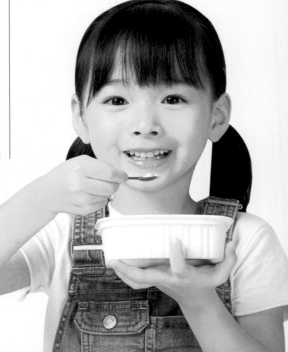

给宝宝搭建膳食宝塔

如何通过合理搭配膳食，让孩子吃得科学、健康，是一门生活学问。家长可以尝试这样做。

保证规律的三餐：一日三餐必须按时吃好，有的孩子早上喜欢赖床不吃早饭，会导致营养素缺乏。

保证每天吃 4 大类食物：谷薯类（粮食类）、蔬菜水果类、蛋白质类、油脂类，4 类食物均衡摄入能保证营养全面，缺一不可。

保证每天摄入 12 种以上的食材：在保证上述 4 大类食物均衡摄入的前提下，尽量丰富食物种类，每天摄入 12 种以上的食材，更容易保证营养均衡。

保证每周要吃 25 种以上的食材：每周吃 25 种以上食材，搭配更加合理，营养更加全面，长期坚持有利于改善孩子的免疫功能。

《中国居民膳食指南》建议成人每天最好食用 12 种以上的食物，每周不少于 25 种。1 岁以上的宝宝也可以参考这个标准，具体来说：

主食及谷物杂粮类，平均每天可以吃 3 种以上，每周不少于 5 种；

蔬菜、水果、菌类，平均每天可以吃 4 种以上，每周不少于 10 种；

鱼蛋肉禽类，平均每天可以吃 3 种以上，每周不少于 5 种；

奶类、大豆、坚果，平均每天可以吃 2 种以上，每周不少于 5 种。

食材的选择非常广泛，这里以主食及谷物类为例，整理了一份参考清单。

细分类别	食材
全谷物	大米、小米、大麦、小麦、燕麦、荞麦、黑麦、玉米、薏米、高粱等
杂豆类	绿豆、红豆、黑豆、花豆等
薯类	土豆、红薯、山芋、山药、芋头、木薯等

常见的宝宝营养缺乏问题

对宝宝而言，导致他们营养缺乏的原因主要有两个方面：一方面是宝宝的身体发育不成熟，消化吸收能力差，容易出现消化不良、腹泻等问题，造成营养丢失；另一方面，偏食、挑食使宝宝摄入的营养物质过于单一，也容易出现营养缺乏的问题。

蛋白质－热量营养不良

蛋白质－热量营养不良严重时，宝宝会较瘦弱，头也会偏大。当然，在我们身边，这样严重的情况并不常见。实际上，轻度的早期表现较常见，比如体重增长不够，身高逐渐低于正常范围。此外，这种营养不良通常还会合并有贫血、维生素缺乏，容易合并呼吸系统感染、鹅口疮、腹泻等疾病。如果宝宝已经出现这些情况，我们建议家长带他及时去医院就诊，尽早治疗。

对于轻度的蛋白质－热量营养不足，我们需要为宝宝的食物提供充足的热量。比如，6个月以下的宝宝，鼓励足量母乳喂养，《中国居民膳食指南》建议，婴儿每天需要得到8~12次按需母乳喂养，出生3天后宝宝每24小时应该排尿6~8次。如果乳汁分泌不足，还需要考虑添加配方奶；6个月以后，到了添加辅食的阶段，逐渐在宝宝的食物中添加蛋白质、脂肪含量较高的食物。

维生素 A 缺乏

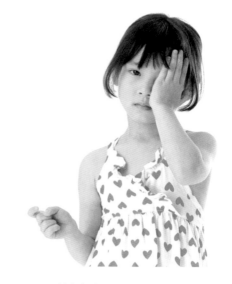

对免疫系统来说，维生素 A 被称作"抗感染"维生素，可帮助免疫系统修补、恢复受感染组织，加强宝宝免疫力。换句话说，一旦身体某些地方被病菌入侵，它就会快速来到在这些地方，提高免疫细胞的化学反应速度，增强宝宝抵抗病菌的能力。此外，维生素 A 还是构成视网膜的感官物质，也是维持上皮组织健全的必需物质。所以，如果宝宝得了干眼症，出现眼睛干涩、有异物感等症状，或者得了角膜软化症，出现角膜变质、夜盲等症状，或者宝宝明显皮肤干燥等，都说明宝宝可能缺乏维生素 A 了，需要在医生指导下，选择维生素 A 补充剂。具体补多少，怎么补，还要根据孩子情况，听医生的安排，不要擅自服用，避免过度使用导致副作用。

对健康宝宝而言，从饮食中摄取维生素 A 就足够了。6 个月以内的宝宝，一般不用担心维生素 A 的摄入，首先鼓励纯母乳喂养，因为各种原因选择配方奶喂养的宝宝，通常也不用担心奶粉中维生素 A 的含量。已经规律添加辅食，或者已经以固体食物为主的宝宝，注意保证每天的饮食中要有一定量富含维生素 A 或富含 β-胡萝卜素的食物。

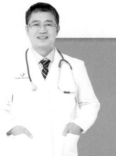

孙医生有话说

维生素 A 是脂溶性的，烹饪时最好加入适量的食用油，或者和动物性食物一起烹调，这样可以促进人体对维生素 A 的吸收。当然，也不建议直接放到油里高温煎炸，这样也容易流失维生素 A。

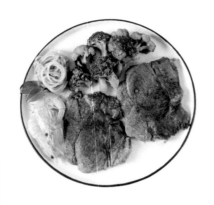

铁缺乏

铁是维持生命的重要矿物质之一，也是人体抵抗疾病的"弹药"，换句话说，它是抗体形成的重要营养素之一。如果缺乏铁元素，孩子的免疫力就像一支装备简陋的军队，士兵个个瘦弱，武器装备也匮乏，很难赢得战斗的胜利。

对健康宝宝而言，首选还是通过**饮食获取铁元素**。6 个月以内的婴儿，提倡纯母乳喂养。妈妈不宜偏食，正常摄入各种含铁丰富的食物，比如，每天吃 50 克红肉，每周再吃 1~2 次动物肝脏或者血制品，一般就不用担心宝宝缺铁了。添加辅食后，可以逐渐给宝宝吃一些含铁量丰富的食物，包括**植物性食物**和**动物性食物**两类。相比而言，动物性食物含有的铁比植物性食物容易吸收，建议家长选择动物肝脏、动物血制品、红肉这些动物性食物来给宝宝补铁。

这里需要提醒大家的是，除非医生明确诊断宝宝为"缺铁性贫血"或者其他严重缺铁情况，否则不建议家长擅自给宝宝服用铁剂药品。盲目使用铁剂，也会造成宝宝体内含铁量过多，铁、锌、铜等微量元素代谢在体内失衡，也会降低机体免疫力，甚至出现铁中毒的症状。

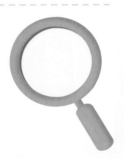

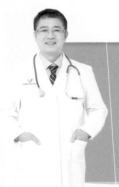

孙医生有话说

维生素 C 可以促进铁元素的吸收，补铁的同时，可以适量增加猕猴桃、西红柿、绿色蔬菜、胡萝卜等含维生素 C 含量较高食物的摄入量，促进铁的吸收。奶制品、豆类、咖啡、茶等会抑制铁的吸收，食用补铁的食物后，最好间隔 1~2 小时再食用上述食品。

锌缺乏

锌元素与宝宝免疫功能密切相关。一方面，它是免疫器官胸腺发育的重要营养素，只有锌元素充足，才能保证胸腺发育，正常分化 T 淋巴细胞，促进宝宝免疫功能的提高；另一方面，人体内很多生理功能都离不开各种酶和胰岛素等物质的作用，它们的合成也都需要锌的参与。经常生病、免疫力差的孩子，体内锌的含量往往都不够。所以，提高免疫水平，锌的摄入很重要。

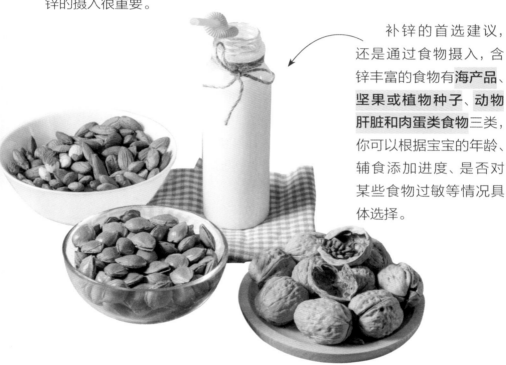

补锌的首选建议，还是通过食物摄入，含锌丰富的食物有**海产品**、**坚果或植物种子**、**动物肝脏和肉蛋类食物**三类，你可以根据宝宝的年龄、辅食添加进度、是否对某些食物过敏等情况具体选择。

只要宝宝不偏食，每周甚至每天都可以适量食用这些食物，一般不会出现严重缺锌的问题。如果宝宝**经常生病**、**伤口愈合不好**、**厌食**、**味觉下降**，可能说明缺锌相对明显了，最好及时到医院就诊，请医生评估一下是否需要额外使用补锌的药物。

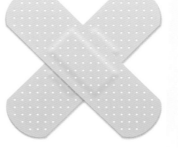

营养过剩不可取

近年来随着人们生活水平的提升，儿童营养不良的现象确实有了明显改善。相反，营养过剩的问题却越来越引起了大家的关注，2017 年发布的《中国儿童肥胖报告》显示：从 1985 年到 2014 年，我国 7 岁以上学龄儿童超重率从最初的 2.1% 上升到 12.2%，肥胖率由 0.5% 增加到了 7.3%，超重、肥胖人数超过 3400 万人。

营养过剩同样会降低宝宝免疫力

肥胖儿童发生高血压的风险是正常体重儿童的 4 倍，学龄期儿童超重还可能增加成年后患代谢综合征的风险，更容易患糖尿病、高脂血症等疾病。再比如，肥胖儿童往往更容易出现反复呼吸道感染，呼吸道黏膜抗病能力减弱，机体免疫力也会低下。

此外，营养过剩的孩子往往容易出现性早熟、哮喘、睡眠呼吸障碍、龋齿等问题的概率也会高很多，还会间接影响孩子的心理、行为认知、甚至智力发展。

体重：判断宝宝是否营养过剩的参考值

我们可以按照下面的公式初步计算宝宝的参考体重：

1~6 个月的宝宝：参考体重(千克)= 宝宝出生时的体重 + 月龄 ×0.7

7~12 个月的宝宝：参考体重(千克)=6+ 月龄 ×0.25

1~3 岁的宝宝：参考体重(千克)= 年龄 ×2+8

例：一位 2 岁的宝宝，参考体重 =2×2+8=12 (千克)

给胖宝宝的饮食建议

胖宝宝上幼儿园或小学时，通常都会在学校吃午餐，早餐、晚餐的选择就需要家长多花些心思了。为了帮助宝宝控制体重，你可以试试下面的饮食安排。

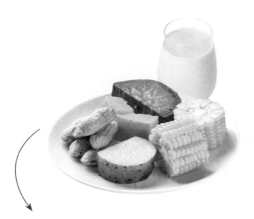

早餐：低脂牛奶 + 杂粮蔬菜

推荐每天早上喝 1 杯低脂牛奶，或者脱脂牛奶，隔天吃 1 个煮鸡蛋，保证优质蛋白质的摄入。如果孩子不喜欢喝牛奶，或者对牛奶蛋白过敏，浓度低一些的豆浆也是不错的选择。同时，建议早餐选择杂粮类的食物，比如绿豆粥、玉米、高粱米等，热量相对较低，还可以增加饱腹感。

另外，你还可以给宝宝搭配一些可以生吃的蔬菜，比如黄瓜、西红柿、生菜等，这样口感会更丰富一些，热量也低，还能补充身体需要的维生素。

晚餐：餐前吃点水果、喝杯水

放学回家后，孩子可能会觉得有点饿。很多家长会让他先吃一些饼干、糕点类的加工食品垫垫肚子。其实，这种做法是不可取的。可以先让孩子喝杯白开水补充水分，然后吃半个苹果，缓解饥饿感。提醒孩子细嚼慢咽、慢慢吃，这样一来既不会觉得太饿，晚饭时也不会狼吞虎咽吃得太多。

另外，吃饭时最好先吃蔬菜、喝点汤，蔬菜的食用量可以占全部晚餐食量的 1/2，然后再吃肉类和主食。瘦肉的量一般控制在 50 克以内。建议主食以杂粮为主，尽量不吃或者少吃馒头、包子等精细粮。

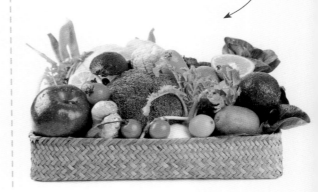

避免宝宝营养过剩的方法

营养过剩就是能量摄取超过了消耗和生长发育的需要，以体脂的形式积存了起来。对于不满 1 岁的宝宝来说，不合理的喂养是常见原因，比如喂养没有定时定量、循序渐进。对于 1 岁以上的宝宝，或者学龄期的儿童而言，膳食结构和饮食习惯的问题会更突出一些，比如喜欢吃高脂、高糖的食物。在这里，主要提醒大家注意以下问题。

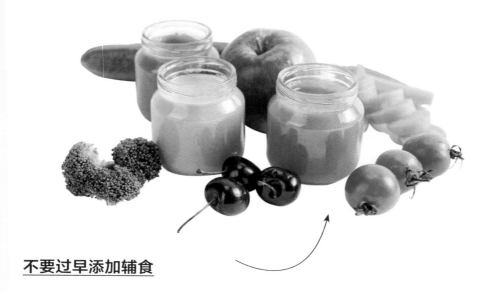

不要过早添加辅食

一般来说，给宝宝添加辅食的时间是满 6 月龄，而且需要循序渐进地添加。有的家长担心母乳营养不足，在宝宝 3~4 个月时就提前添加辅食了，这种做法其实并不科学。一方面，小婴儿消化功能不完善，提前添加辅食容易引起消化不良、食物过敏等问题；另一方面，婴儿消耗小，过早添加辅食，比如米粉等高热量食物，摄入大于消耗自然就容易增长过快，也会增加学龄期，甚至成年后的肥胖风险。除此之外，早期选择的辅食太多，油脂太高、糖分太高，也容易造成营养过剩。

正确的做法是，宝宝满 6 月龄后，从一种泥糊状食物开始添加，比如强化铁的婴儿米粉、肉泥等，逐渐过渡到半固体或者固体食物，比如烂面条、肉末、碎菜、水果粒等，循序渐进地添加。

少吃加工食品

所谓加工食品，也就是通过工业流程和化学配方来制作的食品，如薯片、比萨、奶油爆米花、夹心饼干、巧克力等，都是市面很常见的食品，这些食品往往含有大量的糖、脂肪、反式脂肪酸、钠盐和各种食品添加剂，虽然口味很好，宝宝也喜欢吃，但对宝宝的免疫力都有不同程度的伤害。

以薯条、甜甜圈、脆皮面包等加工食品为例，这类食物一般都含有反式脂肪酸。对厂家而言，与正常的植物油相比，人造反式脂肪酸具有耐高温、不易变质、口感好、成本低等优势，但是对宝宝的健康却是有百害无一益的，长期食用容易导致肥胖，增加以后血脂、血糖异常的健康风险。除此之外，加工食品中的各种添加剂，对宝宝健康和免疫力的不利影响还有很多，我们一定要让宝宝少吃加工食品。

你可能会问："孩子确实喜欢吃，有时候大人也想吃，吃多少才算少吃？"这个没有绝对的安全标准，首先每天都吃肯定是不行的。其次，对绝大多数健康的宝宝而言，每周吃 1~2 次，或者每月才吃 4~5 次，少量吃不会有太大问题。

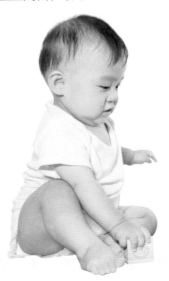

保证膳食均衡

避免营养过剩，指的是每一种营养物质的摄入量应该在合理范围内，而不是减少食物摄入的种类。

为了避免宝宝肥胖，可以在医生指导下在一定程度上控制"饭量"，但并不意味着要减少食材的"多样性"。前文我们已经讲过如何合理搭配膳食，这里不再赘述。

健康食谱精选

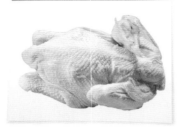

鸡肉

鸡肉含有蛋白质、脂肪、钙、磷、铁、胡萝卜素等营养成分，可为人体补充营养，强壮身体，增强体力；可以促进宝宝的生长发育，缓解亚健康状态，提高机体免疫力。鸡肉还含有磷脂类、亚油酸及 α-亚麻酸，可以降低低密度脂蛋白、胆固醇的含量，起到保护心血管的作用。

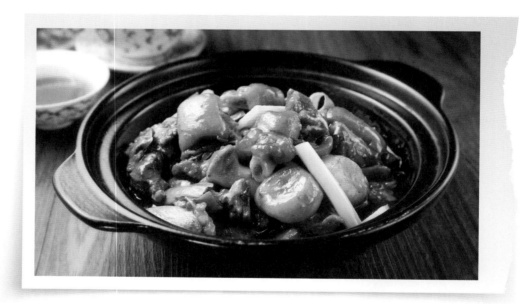

板栗烧仔鸡

原料：板栗 100 克，仔鸡 1 只，高汤、葱段、酱油、料酒、盐、白糖各适量。

做法：

1. 板栗用刀开一小口，放入锅中，加适量清水，大火煮 10 分钟，捞出后去壳。

2. 仔鸡洗净，切块，加入酱油、白糖、盐、料酒腌制 30 分钟。

3. 将板栗、仔鸡放入锅中，加入高汤，焖至仔鸡熟烂，加入葱段，用盐调味即可。

红枣乌鸡汤

原料： 乌鸡1只，红枣4个，枸杞子10粒，姜丝、盐各适量。

做法：

1. 乌鸡洗净，切大块，放入冷水中煮，待水开后捞出，洗去浮沫。

2. 锅中放适量水烧开，将红枣、枸杞子、姜丝、乌鸡放入锅中，加水大火烧开，改用小火炖至鸡肉熟烂，出锅前加盐调味即可。

鸡肉香菇面

原料： 香菇5个，油菜20克，面条50克，鸡肉块、盐、姜片、料酒、酱油、油各适量。

做法：

1. 鸡肉块洗净后放入沸水锅中焯烫；香菇去蒂、洗净，油菜洗净。

2. 油锅烧热，放入姜片，倒入鸡肉块翻炒，加入香菇、料酒、酱油，放适量水炖煮，出锅前放适量盐。

3. 另起一锅，加水，下入面条和油菜，煮熟后捞出。将鸡块香菇汤浇到油菜面上，撒适量枸杞子即可。

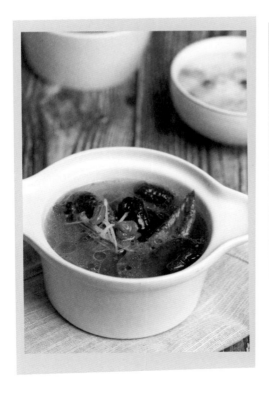

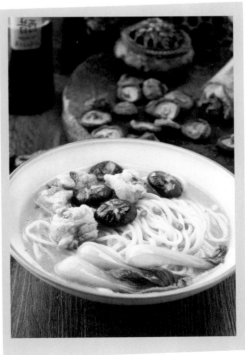

鸭肉

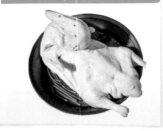

鸭肉的营养价值非常高，其富含 B 族维生素、维生素 E，同时可补充身体所需要的多种微量元素，鸭肉中的钙可以促进儿童骨骼生长。鸭肉具有养胃的作用，儿童肠胃功能好，消化吸收就好，可以充分吸收食物中的营养，有利于身体发育。

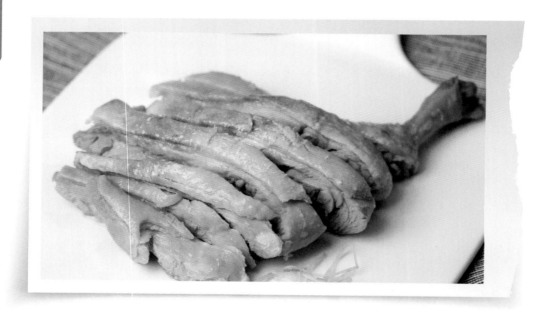

盐水鸭腿

原料： 鸭腿 1 个，葱、姜、花椒、盐各适量。

做法：

1. 鸭腿洗净；葱切段；姜切块。

2. 用小火炒香花椒，和盐一起均匀抹在鸭腿上，腌制 1 小时。

3. 将鸭腿、葱段、姜块一同放入锅中，加适量水，大火煮沸后转小火煮 30 分钟。

4. 捞出鸭腿沥干，切块即可。

红枣鸭腿汤

原料:红枣 5 个,鸭腿 1 个,姜片、葱段、葱花、盐各适量。

做法:

1. 鸭腿洗净,放入锅中焯烫,撇去浮沫,用温水洗净。

2. 锅中放适量清水,放入姜片、葱段、红枣,大火煮沸后放入鸭腿,转小火炖煮 1 小时。

3. 出锅前加入盐调味,撒适量葱花即可。

冬瓜鸭肉汤

原料:鸭子 1 只,冬瓜 100 克,姜、盐各适量。

做法:

1. 鸭子洗净后切块;冬瓜切块。

2. 鸭肉块放入冷水锅中,大火煮 10 分钟,捞出沥干。

3. 鸭肉块、姜片放入汤煲内,倒入足量水,大火煮开后转小火煲 90 分钟。下入冬瓜块煲至冬瓜熟软,加盐调味即可。

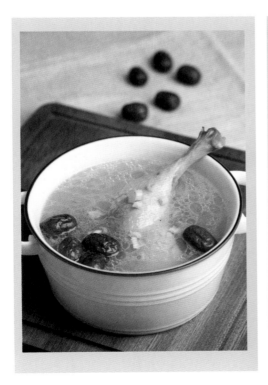

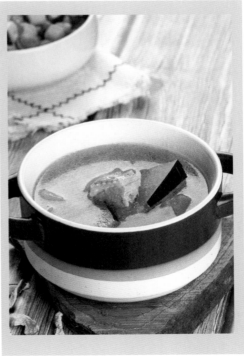

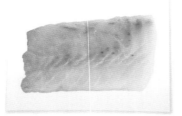

鳕鱼

鳕鱼含有丰富的蛋白质，而蛋白质是合成抗体的成分，适量吃鳕鱼能够有效增强人体免疫力，提高抗病能力。鳕鱼的营养价值很高，含有丰富的钙、磷、维生素 D 等营养成分，能够促进骨骼发育。鳕鱼富含 DHA（二十六碳六烯酸，是一种对人体非常重要的不饱和脂肪酸，是神经系统细胞生长及维持的一种主要成分）、EPA(二十碳五烯酸，鱼油的主要成分)，有增强记忆力等诸多益处。

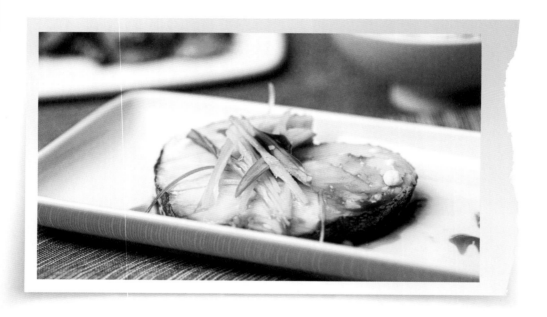

清蒸鳕鱼

原料：鳕鱼 2 块，葱丝、姜丝、生抽、柠檬汁各适量。

做法：

1. 鳕鱼用清水冲洗干净，沥干水分。

2. 鳕鱼用少许柠檬汁腌制 10 分钟。

3. 蒸锅中加水烧开，放入鳕鱼块，铺上。加入葱丝和姜丝，盖上锅盖，大火蒸 8 分钟。

4. 出锅时淋上生抽即可。

豌豆鳕鱼块

原料： 豌豆 100 克，鳕鱼 200 克，柠檬汁、盐、油各适量。

做法：

1. 鳕鱼洗净，去皮、去骨，切块；豌豆洗净。

2. 用柠檬汁把鳕鱼块腌制 30 分钟。

3. 锅中放油，倒入豌豆煸炒出香味，再倒入腌好的鳕鱼块，炒至熟透。

4. 最后加入盐调味即可。

煎鳕鱼

原料： 鳕鱼 200 克，柠檬半个，鸡蛋、淀粉、盐、油各适量。

做法：

1. 柠檬洗净、榨汁。

2. 鳕鱼洗净，切块，加盐腌制，淋入少许柠檬汁。

3. 鸡蛋打散，放入淀粉搅拌均匀。

4. 油锅烧热，用鳕鱼块裹上鸡蛋液，放入锅中，煎至金黄即可。

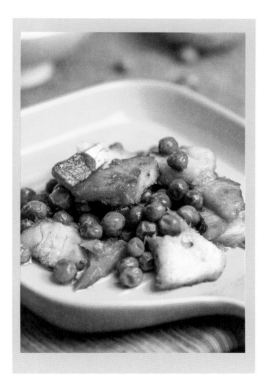

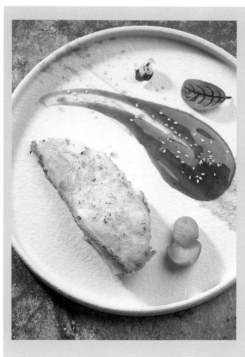

牛肉

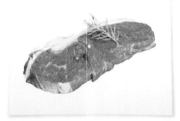

牛肉营养价值很高，含有丰富的蛋白质、B族维生素、钙、铁、磷等，且易于人体吸收。牛肉中所含的氨基酸比例与人体中氨基酸的比例基本一致，更符合人体需要。多吃牛肉有助于增长肌肉、增强肌肉的收缩能力，对青少年生长发育很有好处。

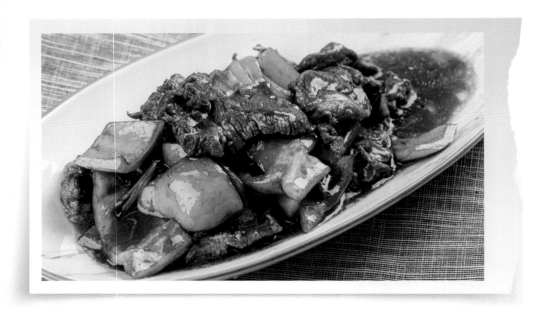

青椒炒牛肉

原料： 牛肉 150 克，青椒 100 克，酱油、盐、水淀粉、葱花、姜末、油各适量。

做法：

1. 牛肉洗净、切片，放入葱花、姜末、水淀粉和酱油腌 30 分钟。青椒洗净、去皮、切块。

2. 锅中倒油，倒入牛肉片炒熟后盛出。

3. 底油烧热，放入青椒块，炒熟，再放入牛肉片一起炒匀，加盐调味即可。

土豆炖牛肉

原料： 牛肉 200 克，土豆 150 克，料酒、酱油、盐、葱花、姜片、油、葱丝各适量。

做法：

1. 牛肉洗净、切块，焯烫 2 分钟，用盐、葱花拌匀腌制；土豆去皮，洗净、切小块。

2. 油锅烧热，放入牛肉块翻炒，加入料酒、酱油，放入土豆块翻炒 2 分钟。

3. 锅中加入适量清水，放入姜片，大火煮沸，转小火慢炖 1 小时，出锅前加盐调味，盛盘后用葱丝装饰即可。

牛肉面

原料： 熟牛肉 100 克，面条 200 克，牛肉汤、香菜末、盐各适量。

做法：

1. 熟牛肉切成片；小油菜择洗净。

2. 将牛肉汤倒入锅中，加盐，放入面条、小油菜煮熟。

3. 将面条和牛肉汤一起盛出，放入牛肉片，撒上香菜末即可。

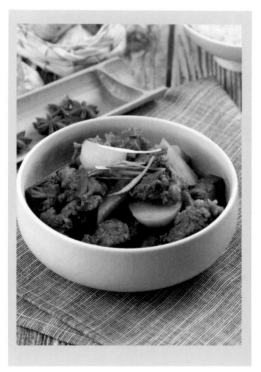

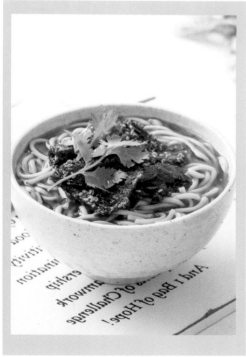

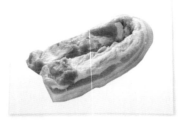

猪肉

猪肉是红肉的典型代表，跟牛、羊肉相比，它的蛋白质含量略低，但它的脂肪含量比较高，能够为人体提供能量，如果是体重偏重的儿童，可食瘦肉部分，不宜进食过多肥肉。猪肉的脂肪、铁、锌、钙含量非常丰富，可以满足生长发育的需要。

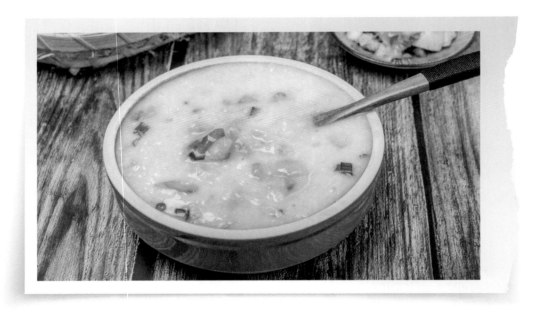

皮蛋瘦肉粥

原料：大米、猪瘦肉各 50 克，皮蛋 30 克，葱、盐各适量。

做法：

1. 大米洗净，加水浸泡 30 分钟；瘦肉洗净，剁成末；皮蛋、葱切碎。

2. 将大米和适量水放入锅内，大火烧开后转小火熬煮，至米粒熟软时放入皮蛋末、肉末，煮至肉烂、粥稠，加盐调味，撒入葱花即可。

黄花菜炒肉

原料： 干黄花菜 50 克，猪肉 30 克，生抽、葱丝、姜丝、盐、油各适量。

做法：

1. 干黄花菜用温水浸泡，洗净；猪肉切成丝。

2. 油锅烧热，放入猪肉丝翻炒，再放入葱丝、姜丝炒香，放入黄花菜翻炒。

3. 出锅前加入生抽、盐调味即可。

莴笋炒肉

原料： 莴笋 300 克，猪肉 100 克，盐、油各适量。

做法：

1. 莴笋洗净后去皮、切片，用热水焯烫；猪肉切片。

2. 油锅烧热，放入猪肉片翻炒，再放入莴笋片炒至断生，出锅前加盐调味即可。

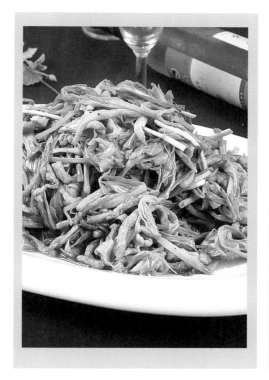

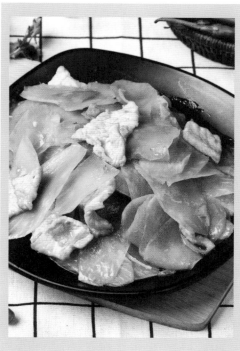

猪肝

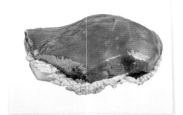

猪肝含有丰富的铁、磷，它是造血不可缺少的原料，猪肝中富含蛋白质、卵磷脂和微量元素以及多种维生素，经常食用可以补充人体必需营养素，有利于儿童的智力发育和身体发育。

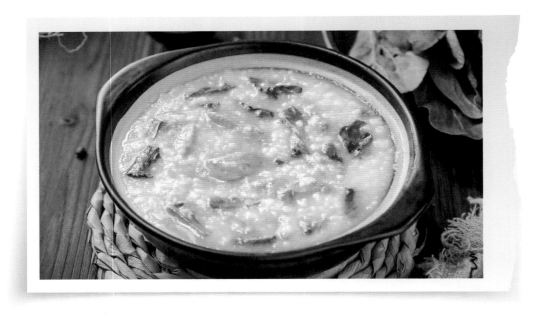

菠菜猪肝粥

原料： 猪肝 10 克，菠菜 25 克，大米 50 克，盐适量。

做法：

1. 猪肝洗净，切片；菠菜洗净、切段，用热水焯 2 分钟；大米洗净。

2. 大米放入锅中，加适量水煮开。

3. 将猪肝片、菠菜段放入锅中，用小火煮至熟烂，出锅前加盐调味即可。

菠菜炒猪肝

原料：猪肝 100 克，菠菜 50 克，姜丝、盐少许，柠檬汁、料酒各 1 汤勺，油适量。

做法：

1. 猪肝切成薄片，放入碗中，倒入柠檬汁腌制 20 分钟；菠菜洗净。

2. 将猪肝放入沸水锅中焯烫、捞出。

3. 油锅烧热，放入姜丝爆香，加入菠菜翻炒，再放入猪肝，加 1 汤勺料酒、少许盐调味，翻炒 1 分钟即可。

香油猪肝

原料：猪肝 100 克，姜片、香油、盐各适量。

做法：

1. 猪肝洗净后切成薄片。

2. 香油倒入锅中，放入姜片。转大火，放入猪肝，快炒至变色。

3. 出锅前加盐调味即可。

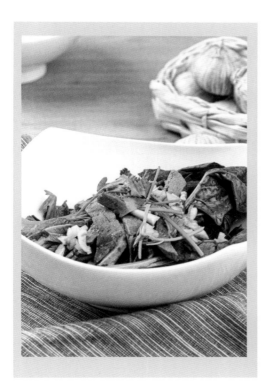

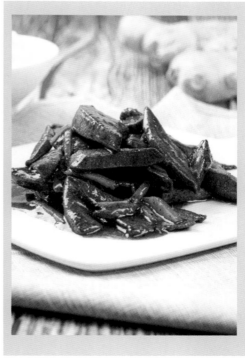

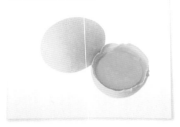

鸡蛋

鸡蛋中含有丰富的卵磷脂，可以帮助脂类代谢。蛋黄中的脂肪以不饱和脂肪酸为主要成分，其中一半以上的油酸对心脏健康有益处，蛋黄中两种抗氧化物质叶黄素和玉米黄素，能保护眼睛不受紫外线伤害。鸡蛋中的蛋白质含量特别丰富，可以促进宝宝的健康发育。

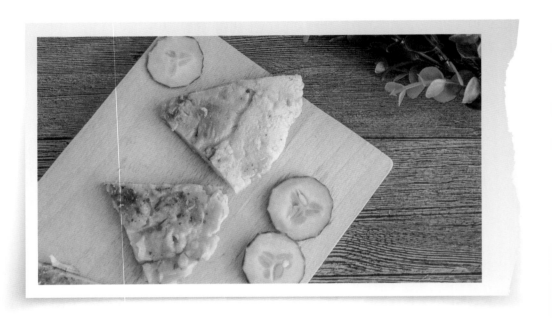

鸡蛋虾仁饼

原料： 虾仁 100 克，鸡蛋 2 个，葱花、盐、油各适量。

做法：

1. 在虾仁中放入适量盐，抓匀，腌制片刻；将鸡蛋搅成蛋液，放适量盐。

2. 起锅热油，放入葱花爆香，放入虾仁翻炒至变色。

3. 倒入蛋液没过虾仁，将蛋液摊成圆形，转小火煎 5 分钟，切块后即可食用。

西红柿鸡蛋面

原料：面条 50 克，鸡蛋、西红柿各 1 个，油菜、盐、高汤各适量。

做法：

1. 鸡蛋搅成蛋液；西红柿洗净，切块；油菜洗净。

2. 锅中加水、适量高汤，下入面条，将面条煮至八成熟，打入鸡蛋。

3. 再放入西红柿、油菜煮熟，出锅前加盐调味即可。

香橙蒸蛋

原料：鸡蛋 1 个，牛奶 100 毫升，橙子 1 个，白糖少许。

做法：

1. 橙子去皮，取出果肉，掰碎；鸡蛋打入碗中打散，加入少许白糖。

2. 鸡蛋液中倒入牛奶，打匀，放入橙子果肉，覆上保鲜膜，上边扎几个小洞。

3. 放锅中蒸熟即可。

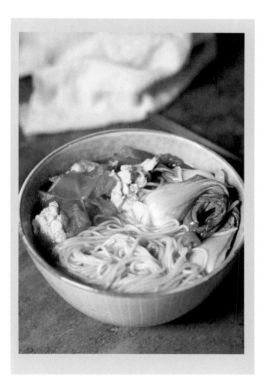

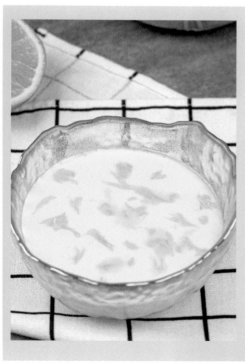

菠菜

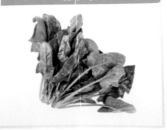

菠菜中含有丰富的维生素、矿物质，易消化吸收。菠菜颜色鲜艳，适合与多种食材搭配，可以激发宝宝对辅食的兴趣，促进宝宝的食欲，有助于宝宝生长发育。

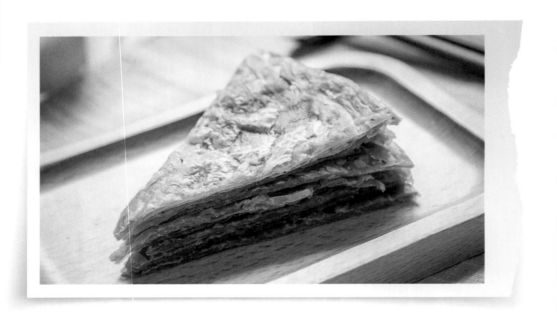

菠菜手抓饼

原料：菠菜200克，鸡蛋2个，面粉、盐、油各适量。

做法：

1. 菠菜洗净、切段，放入榨汁机中，加入30毫升水，榨成汁。

2. 鸡蛋打散成蛋液，放入碗中，加入面粉、盐、菠菜汁，搅拌成面糊。

3. 锅中刷油，倒入面糊，小火慢煎至两面金黄即可。

菠菜鱼片汤

原料：鲫鱼 1 条，菠菜 100 克，葱、姜、盐、油各适量。

做法：

1. 葱切段；姜切丝。

2. 鲫鱼洗净、去鳞后将鱼肉切成片，加盐腌 30 分钟。

3. 菠菜择洗干净，切段，用开水焯烫。

4. 油锅烧至五成热，放葱段、姜丝炒香，放鱼片略煎，加水煮沸。

5. 小火焖 20 分钟，放入菠菜段，出锅前加盐调味即可。

菠菜炒鸡蛋

原料：菠菜 200 克，鸡蛋 2 个，盐、油各适量。

做法：

1. 菠菜洗净，切段，放入沸水锅中焯烫，沥干；鸡蛋打入碗中后，搅拌成蛋液。

2. 锅内倒油，烧热后倒入鸡蛋翻炒至八成熟，盛出。

3. 锅内留底油，下菠菜段翻炒 2 分钟，再加入鸡蛋，翻炒至熟透。最后加盐调味即可。

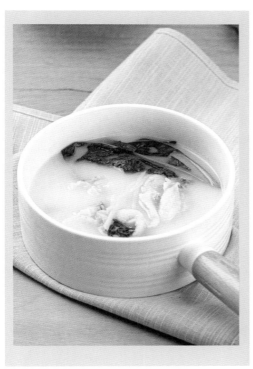

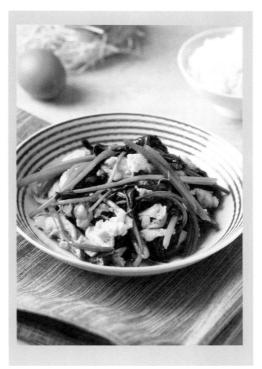

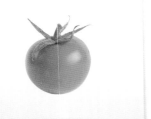

西红柿

西红柿含有丰富的胡萝卜素、多种维生素、葡萄糖、果糖。还含有丰富的矿物质,除了钙、磷、锌、铁,还有锰、铜、碘等重要微量元素。这些矿物质对孩子的生长发育都有益处。

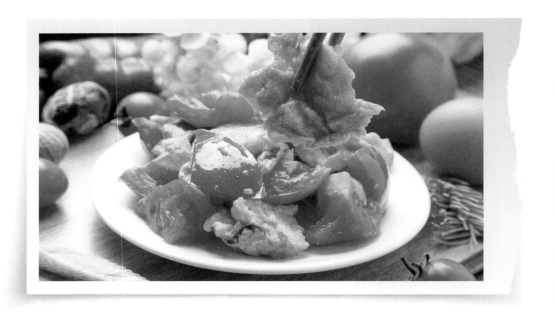

西红柿炒鸡蛋

原料: 西红柿 200 克,鸡蛋 2 个,盐、油各适量。

做法:

1. 将西红柿洗净后切成块。

2. 鸡蛋打散成蛋液,放适量盐搅匀。

3. 油锅烧热后,将鸡蛋液倒入,快速翻炒成块。

4. 把西红柿块倒入,与鸡蛋一起翻炒,待西红柿炒出汁,放盐调味,即可出锅。

西红柿炒菜花

原料：菜花 100 克，西红柿 1 个，葱段、姜片、盐、油各适量。

做法：

1. 菜花洗净，掰成小块，放入沸水中焯烫 2 分钟，捞出沥干；西红柿洗净，切块。

2. 锅内倒油，烧热，下入葱段、姜片爆香，放入西红柿块翻炒至软烂，析出汤汁。

3. 倒入菜花继续翻炒至熟透，加适量盐调味即可。

西红柿炒芦笋

原料：西红柿 250 克，芦笋 150 克，蒜末、盐、油各适量。

做法：

1. 芦笋洗净后切段；西红柿洗净，切块。

2. 油锅烧热后放入蒜末爆香，放入西红柿翻炒，再放入芦笋炒至断生，出锅前放入盐调味即可。

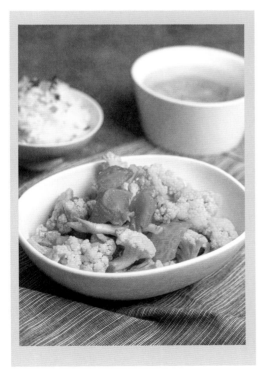

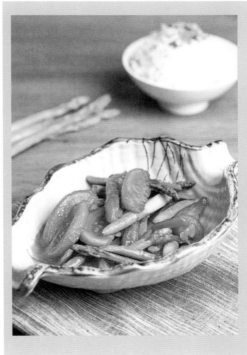

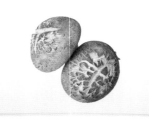

蘑菇

蘑菇种类丰富，含有丰富的维生素、蛋白质、膳食纤维及多种矿物质。适量食用蘑菇可以有效增强免疫功能，增加食欲。蘑菇热量较低，而蛋白质含量较高，十分适合肥胖的青少年食用，有助于控制体重。蘑菇中的膳食纤维可以促进肠胃蠕动，并吸收多余的胆固醇、糖分，及时排出毒素。

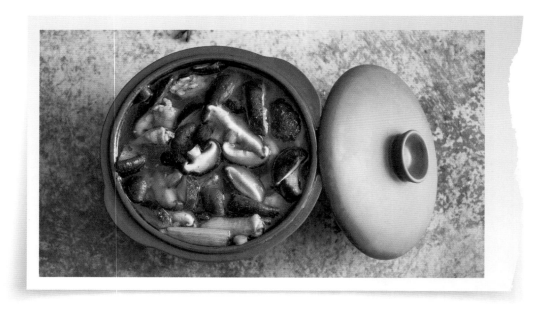

菌菇鸡汤

原料：土鸡1只，干香菇30克，葱、姜、盐各适量。

做法：

1. 将干香菇洗净，去蒂，用清水泡约3小时；葱切段；姜切片。

2. 土鸡洗净，剁成块，焯去血水。

3. 将土鸡放入砂锅内，加清水，放入葱段、姜片、香菇，大火煮到沸腾。

4. 改用小火慢炖至鸡肉软烂，出锅前加盐调味即可。

鲜香菌菇汤

原料：杏鲍菇 1 个，香菇 4 个，平菇 50 克，姜片、盐、油各适量。

做法：

1. 杏鲍菇洗净，切片；香菇洗净、去蒂，切片；平菇洗净，撕成片。

2. 锅中倒油，放入姜片爆香，倒入所有蘑菇片，快速翻炒。

3. 将原料倒入砂锅中，加水煮至沸腾后转小火。出锅前加盐调味即可。

杏鲍菇炒肉

原料：猪肉 200 克，杏鲍菇半个，姜片、盐、葱花、油各适量。

做法：

1. 杏鲍菇洗净，切条；猪肉洗净，切条，放入沸水锅中焯烫。

2. 锅中倒油，烧热后，放入姜片爆香，倒入猪肉翻炒片刻后，倒入杏鲍菇翻炒。

3. 出锅前加入盐、葱花调味即可。

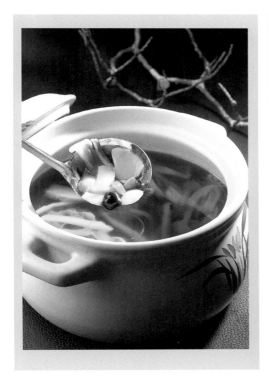

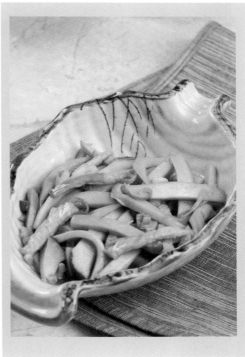

银耳

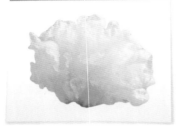

银耳的营养成分相当丰富，如蛋白质、脂肪、矿物质等，是很好的滋补品，具有开胃健脾、安眠、补脑、益气清肠、清热养阴等功效，还能促进肠蠕动，通便，减少脂肪吸收，可以有效帮孩子控制体重。

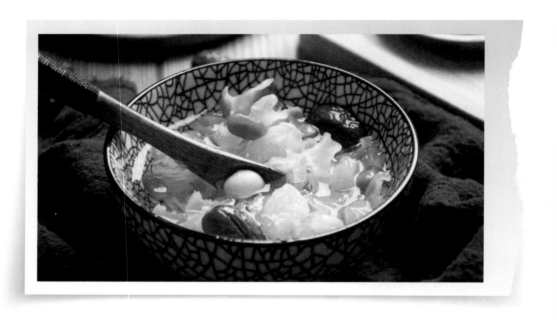

红枣枸杞莲子银耳汤

原料： 银耳、莲子、红枣、枸杞子、冰糖各适量。

做法：

1. 莲子和银耳提前4小时泡发；银耳撕成块；红枣、枸杞子洗净。

2. 锅中加水，将银耳、莲子、红枣、枸杞子一起放入锅中，中火煲至莲子熟烂。

3. 出锅前加入冰糖调味即可。

银耳梨汤

原料：梨 1 个，银耳、枸杞子、冰糖各适量。

做法：

1. 梨去皮，去核，切块；银耳提前泡发，去蒂，撕成小块。

2. 锅中放适量清水，倒入梨块、银耳、冰糖、枸杞子，大火煮沸后，转小火煲 20 分钟即可。

南瓜银耳汤

原料：南瓜、银耳各 50 克，冰糖各适量。

做法：

1. 南瓜洗净，去皮、切块备用；银耳洗净，泡发，撕成小片。

2. 将南瓜放入锅内，加适量水，大火煮开，转小火煮 30 分钟。

3. 加入银耳继续煮 30 分钟，加入冰糖调味即可。

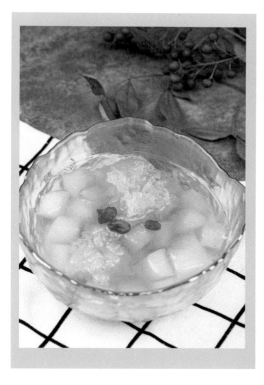

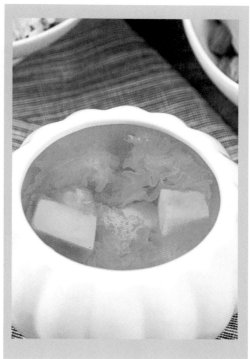

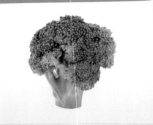

西蓝花

西蓝花性凉味甘，富含蛋白质、糖、脂肪、维生素等成分，尤其是维生素 C 含量极高，能增强人体的免疫功能，帮助肝脏解毒，尤其是维生素 C 还能清除体内的自由基。西蓝花的含水量高达 90% 以上，所含热量较低，饱腹感强，有利于体重偏重的孩子减肥。

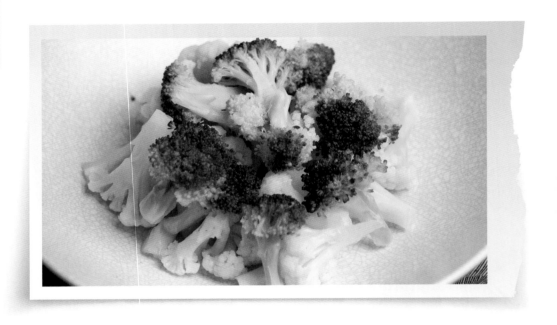

凉拌双花

原料：西蓝花、菜花各 100 克，盐、醋、香油各适量。

做法：

1. 西蓝花和菜花洗净后，切成小块。

2. 将西蓝花和菜花焯熟后捞出，盛入大碗里。

3. 加盐、醋、香油拌匀即可。

西蓝花炒虾球

原料： 虾 100 克，西蓝花 150 克，盐、白糖、生抽、料酒、蒜、油各适量。

做法：

1. 西蓝花洗净后掰成小块；蒜切末；鲜虾剥出虾仁。

2. 放油烧热，放入西蓝花煸炒2分钟盛出。

3. 锅留底油烧热，爆香蒜末。

4. 放入虾仁，中火翻炒，变色后淋入料酒和生抽，加入白糖，放入西蓝花，用大火迅速翻炒，最后加盐调味即可。

腰果西蓝花

原料： 西蓝花300克，腰果50克，蒜末、盐、油各适量。

做法：

1. 西蓝花洗净，掰成小块，放入热水中焯烫。

2. 油锅烧热，放入蒜末爆香，再放入西蓝花翻炒。

3. 待西蓝花炒熟后放入腰果，翻炒 1 分钟，出锅前加适量盐调味即可。

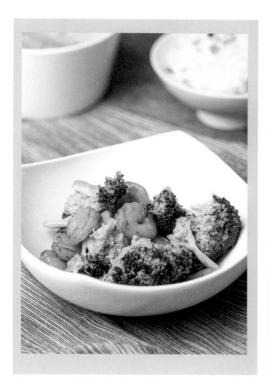

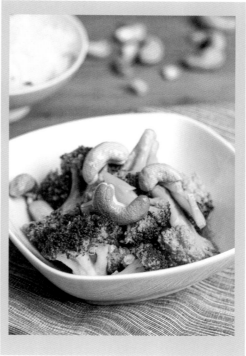

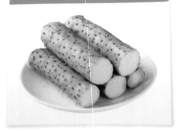

山药

山药具有健脾、养胃、益肺、止咳的作用。它富含人体需要的多种氨基酸和黏液质，对平时脾胃比较虚弱的青少年有滋养、补益的作用。山药还可以预防肥胖及骨质疏松，有益于青少年骨骼健康。山药中含有的黏液蛋白能增加黏膜与皮肤的润滑度，减少皮下脂肪蓄积，是很好的滋补佳品。

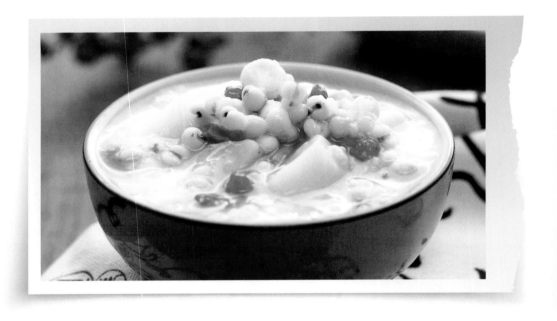

薏米山药粥

原料： 薏米 30 克，山药 50 克，大米 20 克，枸杞子适量。

做法：

1. 山药去皮后切块。将薏米、大米洗净后与山药块一同倒入锅中，加入适量清水，大火煮沸。

2. 改用小火熬煮成粥，加适量枸杞子点缀，即可食用。

赤小豆山药粥

原料：赤小豆、薏米各 30 克，山药 50 克。

做法：

1. 赤小豆、薏米分别洗净；山药去皮，切块。

2. 赤小豆和薏米放入锅中，加水煮沸，转小火煮 1 小时。

3. 将山药块倒入粥中，继续煮 10 分钟即可。

山药排骨汤

原料：排骨 250 克，山药 100 克，姜片、盐各适量。

做法：

1. 排骨洗净，剁块，放入煮沸的锅中焯烫 5 分钟，捞出沥干。山药去皮，切块。

2. 排骨放入砂锅内，加入姜片、适量水，大火煮沸后转小火慢炖至八成熟。

3. 放入山药块煮至熟透，加适量盐调味即可。

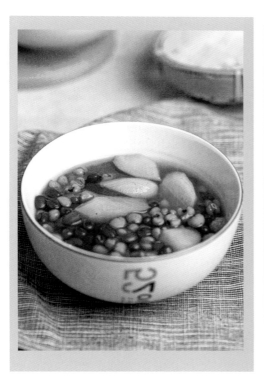

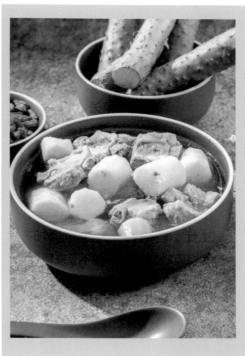

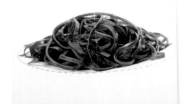

海带

海带富含人体所需的钙、铁、锌等营养元素，能很好地补充人体营养，经常食用可以增强人体免疫力。儿童经常食用海带，能够有效提高自身的御寒能力，促进骨骼发育。

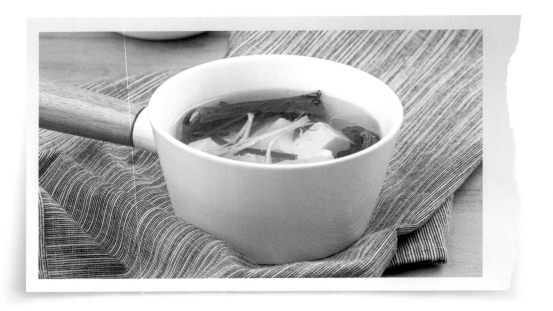

海带豆腐汤

原料：豆腐 100 克，海带 25 克，葱段、姜片、盐各适量。

做法：

1. 豆腐洗净、切块；海带用清水泡开后切段。

2. 锅中加适量水烧开，放入葱段、姜片。

3. 把豆腐块、海带段放入锅中，中火煮10 分钟，出锅前加盐调味即可。

海带猪蹄汤

原料：猪蹄 500 克,海带 200 克,姜片、白醋、盐各适量。

做法：

1. 海带提前泡好, 洗净, 切成丝; 猪蹄洗净, 切块。

2. 砂锅放适量水, 放入猪蹄块、姜片, 加适量白醋, 大火煮沸。

3. 撇掉浮沫, 转小火炖 1 小时, 放入海带, 再炖 1 小时, 出锅前加盐调味即可。

海带紫菜汤

原料：海带 50 克,紫菜 5 克,盐、生姜、香油各适量。

做法：

1. 将海带洗净, 切丝; 生姜切丝。

2. 砂锅里加适量清水, 放入海带丝和生姜丝煮 5 分钟。

3. 再加入紫菜, 继续煮 30 分钟, 加入香油和盐调味即可。

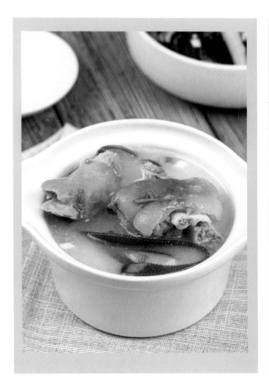

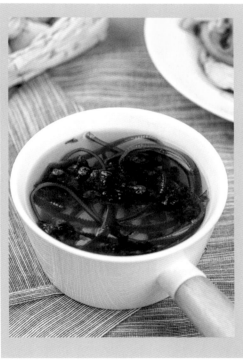

小米

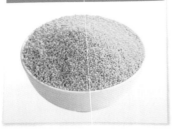

小米营养价值很高，富含不饱和脂肪酸、维生素、蛋白质和矿物质。小米中维生素 B_1 的含量位居所有粮食之首；小米中的钙是宝宝骨骼发育必不可缺的营养素；小米富含锌，能促进食欲，增强免疫功能，促进生长发育。

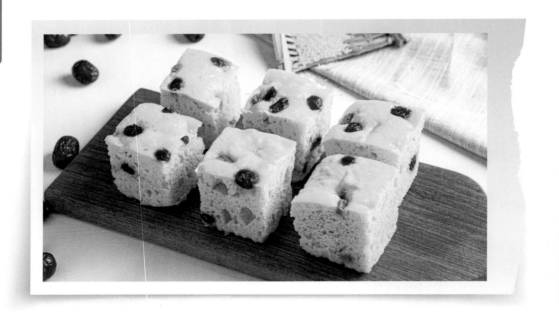

小米发糕

原料： 小米面 100 克，中筋面粉 80 克，红枣 4 个，酵母、白砂糖各适量。

做法：

1. 将小米面、中筋面粉、酵母、白砂糖放入盆中，加适量清水，揉成团；红枣洗净，去核，切碎。

2. 将红枣粒点缀在面团上，醒发 2 小时。

3. 将醒发后的面团放入蒸锅，蒸熟即可。

小米红枣粥

原料：小米 100 克，红枣 3 个，红小豆 10 克。

做法：

1. 小米、红小豆、红枣淘洗干净；红枣去核。

2. 锅中加适量清水，放入小米、红小豆、红枣，熬煮 1.5 小时至黏稠即可。

小米南瓜饭

原料：小米、南瓜各 50 克。

做法：

1. 将小米淘洗干净；南瓜去皮，洗净，切成小块。

2. 小米、南瓜块放入蒸锅中，混合均匀。

3. 倒入适量开水，蒸 15 分钟即可。

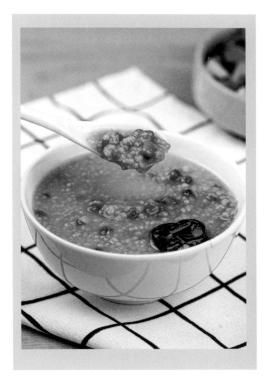

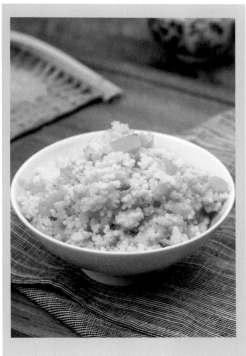

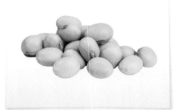

黄豆

黄豆中含有人体必需的 8 种氨基酸，多种维生素及微量元素，可降低血液中的胆固醇。黄豆内含亚油酸，能促进宝宝神经发育，黄豆含钙量极高，是促进宝宝骨骼发育的佳品。1 岁以上的宝宝消化功能变强，咀嚼能力提高，可以多食用一些豆腐、豆浆等豆制品，有利于钙的补充。

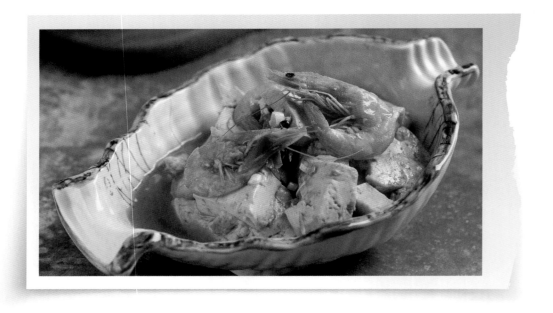

鲜虾炖豆腐

原料：豆腐 200 克，鲜虾 100 克，葱末、姜末、豆瓣酱、淀粉、油各适量。

做法：

1. 鲜虾去掉虾线，放入碗中，倒入淀粉腌制 15 分钟；豆腐切块。

2. 油锅烧热，放入虾，炒至变色，捞出。

3. 用炒虾的余油爆香葱末、姜末，放入豆瓣酱、豆腐翻炒。

4. 加适量水，煮沸后放入虾，中火再烧 5 分钟即可。

紫米豆浆

原料： 紫米、黄豆各 30 克。

做法：

1. 紫米、黄豆分别洗净，浸泡 8 小时。

2. 将紫米、黄豆连同水放入料理机中，启动"豆浆"程序。

3. 程序结束后，将豆浆倒出即可。

黄豆炖猪蹄

原料： 猪蹄 1 个，黄豆 15 克，姜片、盐、油各适量。

做法：

1. 猪蹄洗净，切块，放入加了姜片的开水锅中焯烫；黄豆用水浸泡。

2. 油锅烧热，放入猪蹄，加入适量水，放入黄豆，中火熬炖，出锅前加盐调味即可。

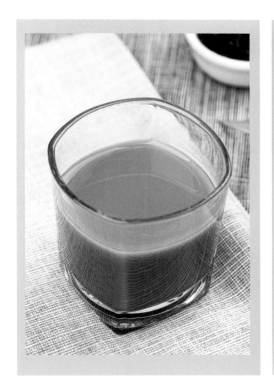

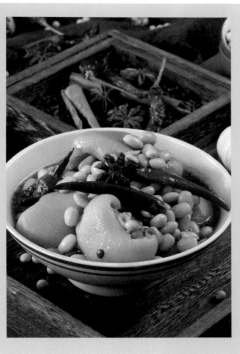

玉米

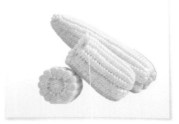

玉米富含钙、镁、硒等矿物质元素，可促进孩子骨骼的生长发育。玉米还富含膳食纤维，可促进胃肠道蠕动，缓解便秘等症状，同时抑制过量的葡萄糖的吸收，减重瘦身。玉米还含有维生素 B_6、烟酸等成分，是粗粮中的保健佳品。

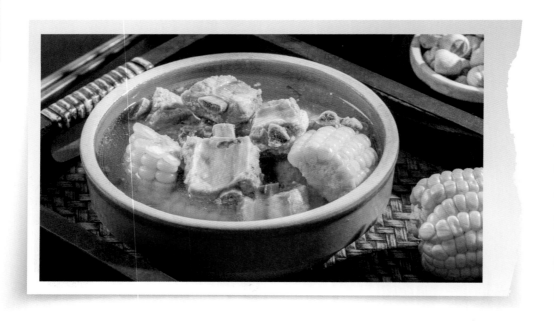

玉米排骨汤

原料：玉米 1 根，排骨 300 克，葱、姜、盐、油各适量。

做法：

1. 排骨洗净、切成块，用开水焯一下，沥干。

2. 玉米洗净，切段；葱切段；姜切片。

3. 锅里倒油，放入葱段、姜片爆香，倒入排骨块炒至变色。

4. 加清水，放入玉米段，大火煮沸后转小火煮 1 小时。

5. 出锅前加入盐调味即可。

玉米青豆粥

原料：新鲜玉米半根，青豆、大米各50克。

做法：

1. 新鲜玉米洗净，剥下玉米粒；青豆、大米分别洗净。

2. 锅内加水，将所有食材放入，大火煮开后转小火，熬至粥黏稠即可。

玉米粒炒西蓝花

原料：熟玉米粒20克，西蓝花100克，胡萝卜50克，姜丝、酱油、盐、油各适量。

做法：

1. 西蓝花洗净，掰成小块；胡萝卜洗净，切成小块。

2. 油锅烧热，下入姜丝爆香，放入西蓝花、胡萝卜块，大火炒至断生，放适量酱油，倒入玉米粒再翻炒1分钟，出锅前放盐调味即可。

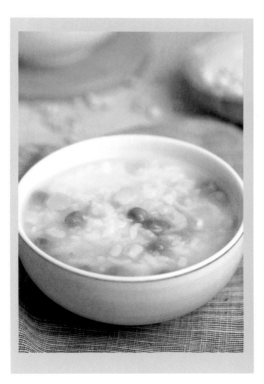

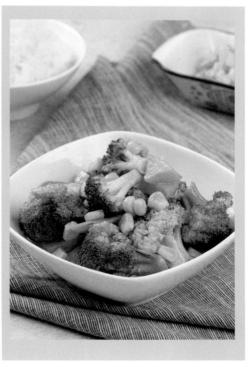

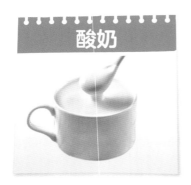

酸奶

酸奶是牛奶经过乳酸菌发酵而成的，口感酸甜细滑，是膳食中蛋白质、钙、磷、维生素 A、维生素 D、维生素 B_2 的重要来源之一。酸奶中含有酶，能够促进胃酸分泌，有助消化。乳酸菌能够促进肠道的生态平衡，维持肠道菌群，提高消化吸收能力，有利于青少年生长发育。

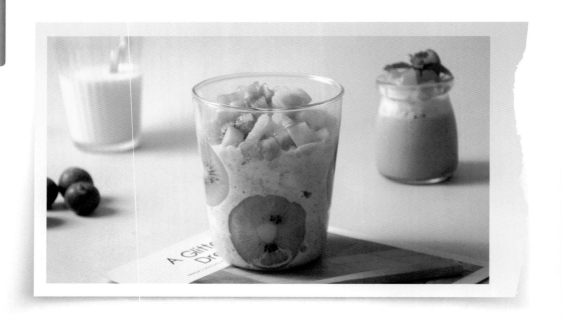

猕猴桃燕麦酸奶杯

原料：酸奶 200 毫升，猕猴桃 1 个，芒果 50 克，燕麦片 20 克。

做法：

1. 猕猴桃去皮，一半切片，一半切丁；芒果去皮后将果肉切成丁；燕麦片加适量温水浸泡。

2. 准备一个玻璃杯，将已切好的猕猴桃薄片沿杯壁放置一圈，加一层酸奶、一层燕麦片，搅拌均匀，最上面一层放入猕猴桃丁、芒果丁，食用时搅拌均匀即可。

火龙果酸奶

原料： 红心火龙果 1 个，酸奶 200 毫升，柠檬汁适量。

做法：

1. 红心火龙果去皮，切块；酸奶提前从冰箱取出，放至常温。

2. 将柠檬汁倒入搅拌器中，再加入火龙果块搅打均匀，盛入杯中，浇入酸奶，吃时拌匀即可。

草莓酸奶

原料： 草莓 100 克，酸奶 100 毫升，蜂蜜适量。

做法：

1. 草莓洗净，用小刀切成四瓣。

2. 草莓、酸奶、蜂蜜混合在一起，留少许草莓果肉装饰即可。

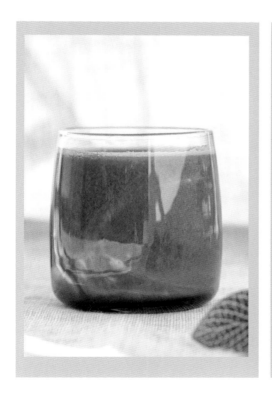

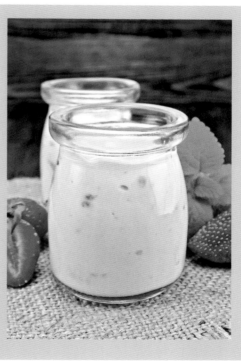

第四章

睡眠好，宝宝免疫力会更好

　　人一生中有三分之一的时间都要在睡梦中度过，安稳的睡眠、甜蜜的美梦会让人在第二天起床后神清气爽、心情愉悦。高质量的睡眠，影响的不仅仅是我们的精神状态和心情，更会对免疫系统产生重要影响。当你睡着时，免疫系统也会休息、自我修复，宝宝睡得好，身体才能更健康。家长朋友们，帮助你的宝宝养成科学、健康的睡眠习惯，就是在帮助他们提高自身免疫系统的战斗力哦！

按时睡好觉，健康不迟到

2021 年 4 月，中华人民共和国教育部印发通知，明确规定了中小学生每天必要的睡眠时间。对于处在生长发育期的孩子来说，好的睡眠非常重要，这不但是良好精神状态的保证，更是健康成长的重要基础。

睡眠与免疫力之间的关系

好的睡眠可以促进生长激素分泌，尤其在深度睡眠时，生长激素分泌最为旺盛，可以促进身体发育，对免疫系统的发育和完善也有重要影响。如果免疫系统发育不良，自然就容易出现免疫功能低下。

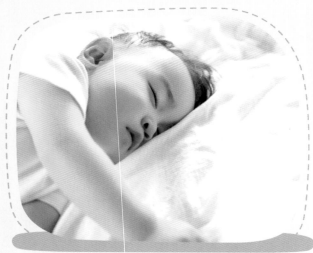

当人处于深度睡眠状态时，人体的基础代谢水平降到最低，可以为醒来后的各种生命活动储存所需的能量；同时，睡眠期也可以有效清除人体内的代谢垃圾。如果长期睡不好，免疫系统受到破坏，人体会变得特别容易被病原体感染。

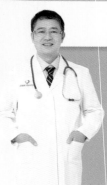

孙医生有话说

生长激素是由人脑垂体前叶分泌的激素，具有促进骨骼、内脏、全身生长，以及蛋白质合成、影响脂肪和矿物质代谢的重要作用，对人的生长发育有着至关重要的作用。

缺乏睡眠对宝宝健康的影响

孩子长期睡眠不好，可能会出现以下健康问题。

1 容易肥胖、影响身高：缺乏睡眠会影响生长激素的正常分泌，影响孩子身高、体重的正常发育。

2 影响视力：长期睡不好引起全身自主神经功能紊乱，交感和副交感神经功能失去平衡，眼睛的屈光系统长时间处于紧张状态，从而导致近视。睡眠问题已经成为导致婴幼儿中低度近视的重要原因。

3 容易生病：长期晚睡，孩子的身体得不到较好的休息，一旦免疫系统被破坏，就会给病毒、细菌可乘之机，尤其在换季等流行性疾病高发期，免疫力低下的孩子更容易生病。

4 埋下慢性疾病隐患：睡眠不足容易使人情绪亢奋、暴躁易怒，导致心跳加快、血压升高，增大了成年之后患心血管疾病的风险。

什么样的睡眠才是好睡眠

生活中，常有人被睡不着、睡不醒、睡不够、睡不实、睡不好的问题困扰。其实，与睡眠时长相比，更重要的是睡眠质量。

决定睡眠质量好坏的是深度睡眠时长，只有保证足够时长的深度睡眠，第二天才会头脑清醒、精力充沛、情绪良好。如果成年人觉得自己记忆力变差、运动能力降低、不愿意社交，很可能是缺乏深度睡眠造成的。

你的孩子今天睡够了吗

教育部印发的"睡眠令"要求：小学生每天应该睡够 10 小时，初中生应该睡够 9 小时，高中生应该睡够 8 小时。家长朋友们不妨对照一下，你的孩子今天睡够了吗？

我国少年儿童睡眠状态现状

2020 年 10 月，《人民日报》曾发表了一份调查报告，我国 13~17 岁的少年儿童有 62.9% 每天睡眠不足 8 小时。调查显示：课业压力，睡前使用电子产品，噪声、光线等睡眠环境问题，以及家长不规律的作息习惯四大因素是偷走少年儿童睡眠的"元凶"，其中课业压力的影响最大，占比 67.3%。另外，有 56% 的孩子都是"起床困难户"，只有 18% 的孩子起床后感到神清气爽、精力充沛。

推荐的入睡时间和睡眠时长

有保证充足的睡眠，才能保证孩子的健康成长。下面是专家推荐的入睡时间和睡眠时长，可供大家参考。

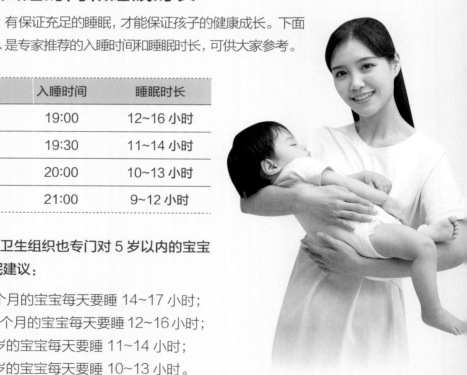

年龄	入睡时间	睡眠时长
1 岁内	19:00	12~16 小时
1~2 岁	19:30	11~14 小时
3~5 岁	20:00	10~13 小时
6~12 岁	21:00	9~12 小时

另外，世界卫生组织也专门对 5 岁以内的宝宝提出了睡眠建议：

0~3 个月的宝宝每天要睡 14~17 小时；
4~11 个月的宝宝每天要睡 12~16 小时；
1~2 岁的宝宝每天要睡 11~14 小时；
3~5 岁的宝宝每天要睡 10~13 小时。

这样睡，孩子身体更健康

高质量的睡眠对人体的免疫系统有着重要的影响，想让孩子拥有强健的体魄，养成良好的睡眠习惯是非常有必要的。作为家长，你可以按照下面的几点去做。

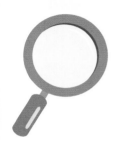

睡眠习惯自查：别让孩子养成坏习惯

家长的睡眠习惯对孩子有着极大的影响，作为家长，在督促孩子早睡、早起前，我们首先应该做个睡眠习惯自查，不要让孩子受自己作息习惯的影响。

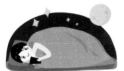

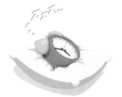

熬夜	睡懒觉	饭后马上睡

熬夜会使人体内分泌和免疫系统失调，让人容易感冒、肠胃不适、过敏等，久而久之还会导致失眠、记忆力下降、焦躁不安、抑郁等问题。现在，越来越多的年轻人因为白天工作紧张压力大、只有夜晚时间可以自己支配而熬夜，这种"报复性熬夜"的行为其实是不可取的。

熬夜的后果必然造成晚起，尤其是休息日，很多人更喜欢睡懒觉，但这会扰乱人体的生物钟，免疫功能也会随之下降。长期赖床还会使血液循环受到影响，同时，关门闭窗时间太久也会导致室内空气不流通，容易使人感到呼吸道不适或感冒。

很多人由于工作、学习时间紧张，会在吃完饭后马上睡一会儿，这会导致大量血液由大脑流向胃部，血压、脑供氧量随之降低，更容易使人感到疲倦。尤其有的人会直接趴着睡，这样会增加心肺负担，并且影响消化吸收。

陪孩子养成健康的睡眠习惯

相心 要提高孩子的睡眠质量，首先要帮助他们养成良好的睡眠习惯，针对不同年龄段的宝宝，你可以尝试下面几种方法。

学会识别宝宝"想睡"的信号

几个月大的婴儿，特别是 6 个月以内的宝宝，他们每天累计要睡 16 小时左右，每次睡一般不会超过 4 小时，睡眠不规律，需要频繁哄睡。

宝宝想睡觉时往往会有一些特殊的表现，比如打哈欠、揉眼睛、拉耳朵、眼神发呆或有点烦躁等。当出现这些"信号"时，往往可以快速哄睡宝宝，起到事半功倍的效果。宝宝稍微有点困的时候哄睡效果是最好的，错过了最佳时机，宝宝可能会大哭大闹，哄睡反而更加困难。

给睡觉来点仪式感

对小宝宝而言，每晚睡觉前可以给他们简单清洗一下，换上干净的尿布、睡衣，放一段宝宝喜欢的轻音乐，或者给他一个安抚玩具，逐渐调暗直到关闭灯光。这样坚持一段时间，宝宝习惯后，每次和宝宝做这样的互动时，宝宝就会意识到睡觉的时间到了。

对学龄前的宝宝而言，睡觉前依然需要有"仪式"。比如：上厕所、刷牙、洗脸、换衣服、听音乐、讲故事等。这时候，爸爸妈妈可以亲自给他们盖上小被子，亲亲宝宝，说一声"宝宝晚安"，让他们在轻松、有序的氛围下做好睡觉准备。

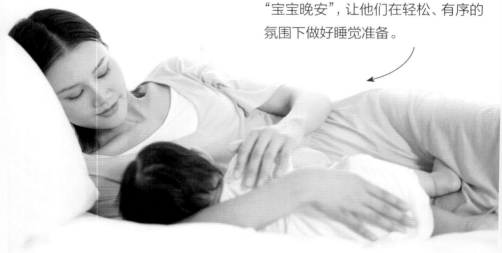

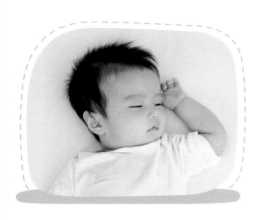

早睡早起

只要谈到睡眠，我们总会强调"早睡早起"，养成规律作息的习惯、形成属于自己的生物钟对提升睡眠质量、调节免疫力来说非常重要。家长应该注意自己日常的行为习惯，带头做到睡前不玩手机，按时休息，规律作息，给宝宝做好榜样。

午睡很重要

午睡是调节新陈代谢、消除疲劳的好方法，对健康很有好处，家长应该和宝宝一起养成午睡的好习惯。如果条件允许，午睡最好在饭后 30 分钟后、下午 1 点左右开始；午睡不要超过 1 小时，睡太久反倒会让人感觉不适。

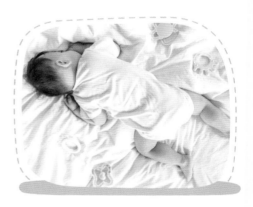

巧用睡眠日记

对于年龄稍大一点的孩子，家长可以教他使用睡眠日记。不同于普通的日记，睡眠日记可以记录我们每晚几点关灯、几点入睡、中间是否醒来、

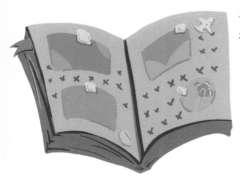

早上几点起床、睡眠总时长，以及白天的精神状态等，从而科学地管理自己的睡眠状况。睡眠日记是国际公认的健康睡眠管理工具。

记录方法多种多样，家长可以陪孩子用文字记录、制作手账、绘制表格等方法记录，选择孩子喜欢的方式即可。

良好环境换来一夜安眠

睡眠环境也是影响睡眠质量的一大因素。我们可以从以下角度入手，给孩子营造良好的睡眠环境。

挑选适合宝宝的寝具

为了保证优质的睡眠，我们一定要认真选择寝具。

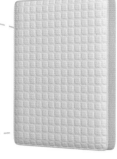

床垫：我们首先要考虑床垫材料是否环保，甲醛含量不能超标，避免宝宝在使用过程中过敏甚至中毒；其次，宝宝正处于生长发育过程中，床垫要软硬适中，这样才能保护宝宝的脊柱。

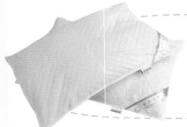

枕头：给宝宝使用的枕头应该选择质地柔软、轻便、透气、吸水性好的，枕套最好是纯棉的，另外要注意枕头的高度不能太高，否则会损伤宝宝的颈椎。

床单被褥：首选纯棉质地、轻柔、保暖、透气性好、不易掉毛的，若宝宝将掉下的绒毛吸入呼吸道也容易得病；尽量选择不掉色的布料，避免刺激宝宝皮肤；床单、被褥需要多准备几套，方便换洗。

控制室内温度湿度

室内温度保持在 22~25℃ 宝宝睡得比较舒服。宝宝的脖子、后背干燥没有汗渍且温热，说明室温适宜。通常卧室相对湿度在 30%~60%，秋冬干燥季节最好能保持在 60% 左右，对宝宝的健康最有利。

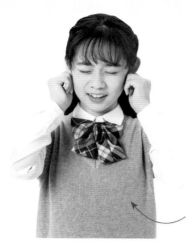

避免噪声干扰

我国《声环境质量标准》规定：以居住、文教机关为主的区域白天超过 55 分贝、夜间超过 45 分贝，就会干扰睡眠和正常休息。噪声除了干扰睡眠，还会引起头痛、头晕、耳鸣、记忆力衰退、视力降低等神经衰弱症候群，造成**情绪烦躁**、**肌肉紧张**、**心跳加速**、**血管收缩**以及**消化系统不适**等。

卧室光线要适宜

房间的光线太亮会让宝宝睡不安稳；光线还会影响人体褪黑素的分泌，对免疫力造成影响。最好选择深色的、可以完全覆盖卧室窗户的窗帘；卧室灯具可以选择光线昏暗、柔和的暖色灯；另外要**避免夜间开灯**，以免让宝宝惊醒。

睡前不要呵斥宝宝

好的心情也会对睡眠质量产生积极影响，家长不要呵斥宝宝去睡觉，尤其是对于年龄稍大、情绪敏感的宝宝，你的呵斥会让他感到紧张、焦躁，不利于安心入睡。

孙医生有话说

理想情况下睡觉时的环境噪声最好控制在 30 分贝及以下。一般来说，10~20 分贝是非常安静的，几乎感觉不到声音，20~40 分贝相当于轻声说话，40~60 分贝相当于普通室内谈话，60~70 分贝相当于大声喊叫，超过 70 分贝时就已经非常吵了。

提高睡眠质量的生活小妙招

除了养成健康的睡眠习惯、营造良好的睡眠环境之外，我们还可以通过下面的几个生活小妙招来改善睡眠质量。

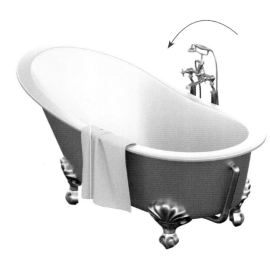

睡前泡脚或洗热水澡

睡前用热水泡脚或洗热水澡，可以促进人体血液循环，具有调节内分泌、改善人体器官功能的作用，使人感到舒适，更加容易入睡，调节免疫力。泡脚或洗热水澡时间不宜过长，感觉微微出汗即可，否则血液循环过快，会使人感到亢奋，反而变得入睡困难。

睡前按摩

睡前按摩可以促进血液流通、放松肌肉、松弛神经、消除疲劳。家长可以学一些简单的头部、面部肩颈按摩方法，或者简单地给宝宝揉揉肚子；也可以选择用梳子给宝宝轻柔地梳头，以便促进头部血液循环。对年龄较小的婴幼儿，也可以做一些简单的抚触。

睡前按摩或抚触还可以增进亲子感情，让宝宝感受到爸爸妈妈对自己的爱意，宝宝心情放松、愉悦，也是获得一夜安眠的有力保障。

冥想和深呼吸

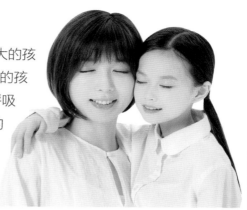

　　冥想和深呼吸的方法适合年龄较大的孩子，尤其是针对已经上学、课业压力大的孩子，家长可以尝试带他通过冥想和深呼吸放松身心、调节压力，在冥想和深呼吸的过程中，孩子的心情会逐渐趋于平和，更容易入睡。在这个过程中，还可以听一些助眠的轻音乐或白噪音。

3 种食物，助力睡眠

核桃：核桃中的营养成分有助于改善睡眠质量，家长可以常给孩子吃一些核桃仁，也可以将核桃打成粉末，配黑芝麻制成芝麻糊食用。

柑橘：柑橘的芳香气味具有镇静中枢神经、助眠的作用，可以常吃一些柑橘，或将橘皮晾干放在孩子的床头。

牛奶或酸奶：牛奶中所含的色氨酸可以使人感到放松，有助于保持情绪稳定、增强记忆力，还可以促进褪黑素的分泌，睡前喝一杯牛奶或酸奶，可以让宝宝睡得更安稳。

孙医生有话说

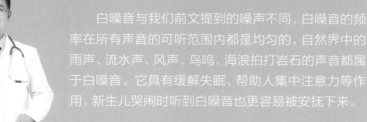

　　白噪音与我们前文提到的噪声不同，白噪音的频率在所有声音的可听范围内都是均匀的，自然界中的雨声、流水声、风声、鸟鸣、海浪拍打岩石的声音都属于白噪音。它具有缓解失眠、帮助人集中注意力等作用，新生儿哭闹时听到白噪音也更容易被安抚下来。

　　当然，白噪音不能每天使用，入睡前要尽量远离音源，也不要戴着耳机听，避免产生依赖或损伤听力。

第五章
科学锻炼，为免疫加分

　　俗话说"养兵千日，用兵一时"，只有日日操练，兵将们才能在关键时刻决胜千里。同样，对免疫系统来说，我们日常的体育锻炼就相当于军队日常的练兵，在保证全面的营养、充足睡眠的基础上，只有让宝宝每天适当运动，我们的免疫大军才能时刻保持在最佳状态，在宝宝体内发挥最强大的作用。

想健康，多运动

我们常说"生命在于运动"，想要有强健的体魄，一定要科学、合理地运动。运动可以有效地改善人体免疫力，科学地选择强度适中的运动让宝宝来做，对他们的身体大有好处。

运动可以改善免疫力的原因

每次聊到运动的话题，大家都很容易联想到"强身健体"这个词。所以，很多家长都知道：宝宝多运动，可以调节免疫力、少生病。为什么运动可以改善免疫力呢？我们可以从以下 3 个方面来看。

促进血液循环，加快新陈代谢：体育锻炼可以促进血液循环，加快新陈代谢，提高人体器官的生理功能。实际上，运动对提高宝宝的免疫系统、呼吸系统、消化系统、神经系统、运动系统、循环系统的功能都有帮助。

提高免疫球蛋白水平：体育锻炼可以提高宝宝体内免疫球蛋白的水平，激活各种免疫细胞、免疫因子，提升机体抗病、防病的能力。

促进大脑 β - 内啡肽的分泌：适度的运动还能促进大脑分泌更多的 β - 内啡肽，这是一种被称作"愉快素"的物质，可让人感到轻松愉悦，远离消极情绪，改善睡眠质量，免疫功能也会得到强化。

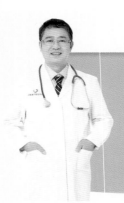

孙医生有话说

运动过程中造成的机体损伤都属于疾病，当人体过度疲劳或处于疾病状态时，免疫力也会随之降低，因此，每个人的运动强度都应该根据自身状况，量力而行。

有氧运动和无氧运动

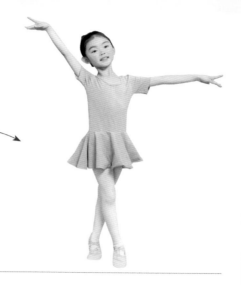

在讲运动强度划分依据之前，我们首先需要明确2个概念：有氧运动和无氧运动。

有氧运动

简单来说，有氧运动指人体在运动过程中，吸入的氧气足够机体消耗，肌肉不缺氧。有氧运动的运动强度较低，需要持续的时间较长。

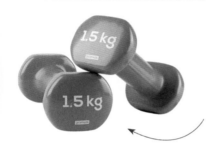

无氧运动

无氧运动是相对于有氧运动而言的，运动过程是肌肉在无氧供能状态下进行的，强度高、爆发性强，运动持续时间短。具体区别我们可以通过下面的表格来比较。

区别	有氧运动	无氧运动
心率	在最大心率值的 60%~80%	大于最大心率值的 90%
运动强度	低	高
持续时间	30 分钟或以上	15~30 分钟
能量来源	糖类、脂肪、少量蛋白质	糖类
锻炼效果	调节心肺功能、减肥等	提高肌肉力量、爆发力等
常见运动	慢跑、游泳、骑自行车等	举重、搏击、打篮球等

运动强度的划分

世界卫生组织已经将适量运动纳入健康的四大基石，一般情况下，我们将运动分为高、中、低 3 个强度，家长可以根据宝宝的年龄、身体状况等条件，科学、合理选择。

低强度运动

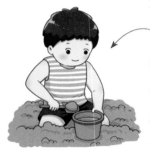

进行低强度运动时，人的心率保持在最大心率的 60%~75%，呼吸会略微加快、身体微微出汗，但不影响正常说话，不会感到疲惫、不适，很容易坚持下去。

宝宝具体表现：宝宝的呼吸和说话几乎不受影响，可以正常和你交流。

中强度运动

进行中强度运动时，人的心率保持在最大心率的 75%~85%，呼吸明显加快，出汗量增多，会感到疲惫，但还可以坚持。

宝宝具体表现：宝宝的呼吸会变得比较急促，运动中只能说一些简短的语句，不能完整表述长句子，同时还可能伴随轻微地出汗。

高强度运动

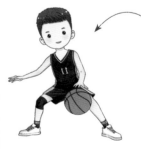

进行高强度运动时，人的心率保持在最大心率的 85%~95%，呼吸急促、出汗量大，无法正常交流，肌肉明显感到酸痛，十分疲惫，需要非常强大的意志力才能坚持下去。

宝宝具体表现：宝宝的呼吸会变得更加急促，运动时几乎不能说话。

爱玩是孩子的天性

    爱玩是孩子的天性，游戏不但能锻炼孩子的手眼协调、思考、语言沟通等能力，同时，也在不知不觉中增加了全身的运动量。家长不能因为怕危险、不卫生，或为了文化课的学习而减少或限制孩子的游戏活动。另外，日常生活中洗手、洗脸、散步等，都属于身体活动范围，家长应该根据实际情况合理安排孩子的活动时间。

0~3 岁：婴幼儿

    0~3 岁的婴幼儿谈不上明确的运动和锻炼标准，宝宝在这个阶段的主要任务还是发展运动能力，培养运动兴趣。

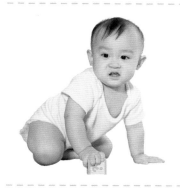

1 岁以内的宝宝：一般需要做到"三翻六坐七滚八爬周会走"，不同阶段应该具备相应的能力。如果是 3 个月左右的宝宝，你可以通过呼唤、摇动铃铛等方式，吸引他抬头转动脖子，帮他实现翻身动作；如果是 6 个月左右的宝宝，从仰卧到俯卧，再给他一些玩具练习手指抓力和手眼运动及协调能力，你还可以挠一挠他的脚底，刺激宝宝抬腿。

1 岁以后的宝宝：逐步具备了会走、会跑的能力，你可以多带他们到户外活动活动，感受不同温度、湿度、光线、微风的刺激，攀爬简单的障碍物、玩滑梯、跑跑跳跳都是不错的锻炼方式。只要孩子喜欢，在安全范围内，就可以让孩子尽情地玩耍，这样还可以促进他们运动系统、神经系统的发育，不仅免疫力好，宝宝还会更灵活、更聪明。

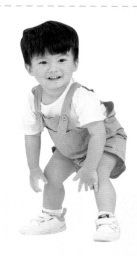

3~6 岁：学龄前儿童

学龄前儿童的运动能力增强了，生活场景也丰富了，根据北京体育大学、首都儿科研究所、国家体育总局体育科学研究所专门制定的《学龄前儿童运动指南》，我们给出以下建议。

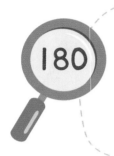

各种类型的身体活动时间，每天累计不少于 180 分钟：这里说的 180 分钟是各种活动的累积时间，洗手、洗脸、散步、玩玩具、进行各种运动锻炼的时间都可以算进去。当然，180 分钟是最低时长标准，只要宝宝时间允许，体力可以承受，也没有觉得特别疲惫或者不舒服，鼓励活动的时间越多越好。

每天中等及以上强度的身体活动时间，累计不少于 60 分钟：我们在前文介绍过运动强度的划分以及适合宝宝的运动项目，家长可以参考前文进行选择。另外，这里说的 60 分钟中等以上强度活动并不是一次性完成的，往往会穿插在一天中的不同时候，比如：上楼梯的时间，玩户外游戏的时间，或者和小朋友追逐打闹的时间都算。

平均每天的户外活动时间不少于 120 分钟：户外环境给宝宝提供了更广阔的活动空间，更能从大自然中吸收丰富的养料。在户外运动时，体能锻炼可促进机体健康，多晒太阳还能补充维生素 D 促进钙的吸收；自然界中的事物还能给予孩子更多神经刺激，对宝宝的触觉发育、精细动作发育都非常有帮助。当然，这里的 120 分钟也不是绝对的标准，如果遇到雾霾、大风、暴雨等天气时可以灵活调整。

6 岁以上：学龄期儿童

6 岁以上的孩子进入学龄期，更需要注意劳逸结合，家长不能因为怕耽误孩子学习就不让孩子参加体育锻炼，适当运动，保持身体健康，学业才能进步。学龄期儿童运动时应当遵循以下原则。

1 安全性原则： 开始运动前一定要做好热身活动，循序渐进；课间活动时要注意避开桌椅棱角，以免受到意外伤害。

2 适应性原则： 运动强度应当控制在孩子身体接受范围之内，保证运动的安全性，从而达到强身健体的目的。

3 多样性原则： 随着孩子年龄增加，可以尝试参加的体育项目也越来越多，各种球类运动、舞蹈、慢跑、游泳等都可以开始尝试，增加运动种类可以增强体育锻炼的趣味性，但一定要注意安全，量力而行。

4 统筹性原则： 学龄期儿童每天至少要安排 60 分钟的运动时间，可以分布在一天的不同时间段，课间、放学后都可以进行。另外，家长要关注孩子的精神状态，孩子精神压力过大时也可以通过运动来缓解。

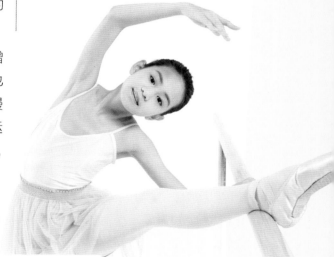

孙医生有话说

一般来说，18 岁以下的未成年人，不建议参加强度过高、体力消耗太大的体育运动，如马拉松比赛、举重、掰手腕、极限运动等。儿童心肺功能、运动系统发育都还不太健全，这些运动容易对身体造成伤害，造成关节、软组织、肌肉损伤等问题。

和孩子一起动起来

因为日常工作、学习的需要，家长或孩子通常都需要在办公室或教室久坐，所以，我们可以利用休息的时间，全家人一起做一些运动，不但有助于增强免疫力，还可以增进亲子感情。

几种推荐的运动项目

下面是我们推荐的几种 7 岁以上孩子常见的运动方法，家长可以根据自己和孩子的实际情况进行选择。

散步

散步走是一种简单、安全的运动方式，有利于促进血液循环、调节代谢、放松大脑皮层细胞、缓解疲劳，因此，散步也是一种提高工作、学习效率的好方法。

散步在任何时候都可以进行，你可以选择走路上班或上学，午饭或晚饭后散步，也可以在天气好的休息日多去公园等风景秀丽的地方走走，呼吸新鲜空气。注意选择一双舒适、尺码合脚的鞋子，走路的速度以自己觉得舒适为宜。

慢跑

慢跑能够刺激人体免疫系统，帮助我们增强免疫功能，冬季到户外慢跑，是预防流行性感冒的有效方式。

家长在带孩子去慢跑前，要注意和孩子一起做好热身，建议每次跑步 20~30 分钟，每周 3~5 次，跑步结束后不要马上坐下休息，要放慢速度走几分钟，直到心率恢复正常。跑步后会大量出汗，要注意保暖。另外，还要注意跑步场地的选择，尽量选择有塑胶跑道的公园或广场，不要在交通拥挤的马路上跑，避免出现安全问题。

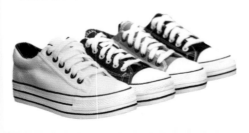

游泳

　　游泳是一项很受欢迎的运动，尤其是炎热的夏天，在清凉的水中游泳会让人觉得非常凉爽、畅快。游泳时可以锻炼到全身肌肉和关节，能量消耗大，除了可以减肥，还能加快新陈代谢；游泳时血液循环加快，有利于锻炼人的心肺功能；另外，人为了适应水中的温度，体温调节功能也会随之增强，减少因温差变化而感冒的概率。

　　游泳前一定要做好热身活动，不能空腹但也不能吃太饱，否则可能会出现头晕、乏力或胃痉挛、腹痛等症状。游泳一般不要超过 2 小时。

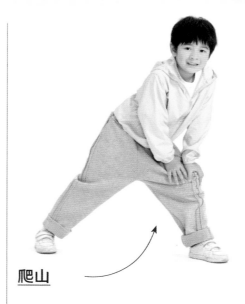

爬山

　　爬山属于有氧运动，可以使全身各个部位都得到锻炼，有效提高人体免疫力，同时还具有促进新陈代谢和血液循环、调节神经、改善睡眠、增强消化系统功能等作用。通常山上植被茂盛，空气也更加清新。爬山也是一种对意志力的训练。

　　爬山前要选择轻便、弹性好、减震效果好的运动鞋；上山前做好热身运动，爬山途中如果感到胸闷、心慌、体力不支，要原地休息，不可以勉强自己继续爬。爬山后如果感到小腿酸痛，可以做一些运动后的拉伸动作，加快乳酸代谢，缓解不适。

打羽毛球

打羽毛球不受场地、资金限制，也不需要太多运动基础。它可以使人眼明、手快，肢体更加灵活、协调，是一项适合全家人一起做的运动。

打羽毛球时，我们不断做出挥拍、滑步、垫脚、弯腰捡球等动作，使全身各个关节、肌肉都得到了充分的锻炼，肢体也会变得更协调，血液循环、新陈代谢增快，免疫力也因此提高；眼睛需要盯住快速运动的羽毛球，眼部肌肉不断收缩、放松，可以有效提高视觉灵敏度和眼球的灵活度，对于长时间盯着电脑的上班族和长时间看书做作业的学生都有好处。

打羽毛球前要选择合脚、防滑的鞋袜，建议穿宽松的运动衣，同时也要注意场地的安全性。

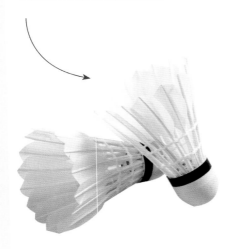

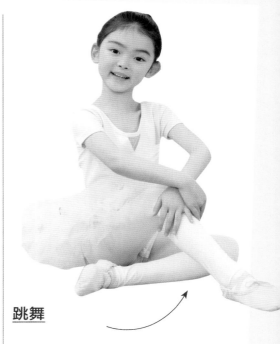

跳舞

跳舞同样属于有氧运动，对儿童来说，跳舞也是促进生长发育的一种方式，有研究证明，同年龄、同性别的儿童，参加过舞蹈培训的孩子比其他孩子平均高 4~8 厘米。练习舞蹈也能使孩子的精神、气质得到提升。

同样，跳舞前一定要做好热身，避免造成肌肉拉伤；跳舞前不要吃得太饱，避免造成腹痛或胃部不适；跳舞后不要直接在空调房里吹冷风，要保护好肩部、背部、腹部，避免在出汗后受凉生病。

骑行

骑行不但是一种节能、环保、便捷的短途交通方式，还是一项有益于身心健康的有氧运动。

对于记忆力不好的人来说，骑行时大脑内分泌的物质有利于提高记忆力；骑行对缓解帕金森综合征也有好处；此外，长期坚持骑行可以增强心血管功能，增强免疫功能和促进新陈代谢，甚至可以起到防癌的作用。

在日常生活中，我们可以选择骑自行车去上班或者上学，休息日也可以骑车去郊外活动，呼吸新鲜空气，感受大自然带给我们的美好。当然，骑行前要注意做好防晒、防暑，注意交通安全，雾霾天也要尽量避免骑行，否则不利于健康。

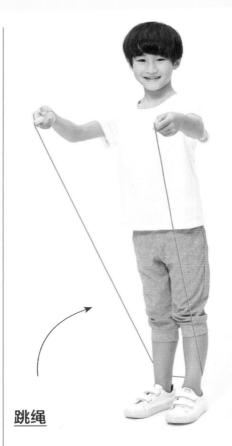

跳绳

跳绳是一项简单、易学的运动，可以单人跳或多人跳，花样繁多，趣味性十足。

在跳绳过程中，全身的肌肉都可以得到锻炼，且可以提高人的平衡感；跳绳可以提高肺活量，锻炼人的心肺功能，调节免疫力。跳绳的运动量较大，短时间内就可以达到很强的运动锻炼效果，有研究证明，跳绳10分钟就相当于慢跑30分钟。

135

瑜伽

瑜伽是一种男女老少皆宜的运动方式，练习瑜伽时，人通过调整呼吸、姿势来使身体得到放松、释放压力。瑜伽可以使人的呼吸、心率、血压、新陈代谢等恢复平衡状态，从而改善器官功能，达到调节免疫力的效果。同时，瑜伽还可以舒缓人内心的焦躁、不安、抑郁，心情得到改善自然也会提升免疫力。

瑜伽的动作有难有易，初学者不要追求难度，选择适合自己的动作练习，避免造成对身体的意外损伤。

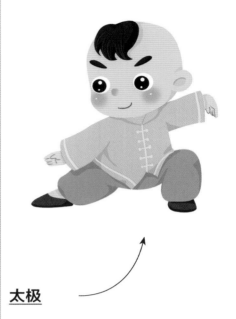

太极

说到太极，很多人都会觉得是老年人才练的，其实不然，年轻人、儿童也可以练习太极，有些学校的体育课甚至会专门教打太极。太极的动作舒缓、动静结合，不需要有运动基础，任何人都可以学习；打太极的过程中，通过缓慢的动作舒缓筋骨，可以使人全身得到活动，调节脏腑功能，从而调节免疫力，抵御疾病。

练习太极不受场地、健身器械的限制，同时也是陶冶性情、调整心态、意志的过程，长期坚持对人的身心发展都有好处。

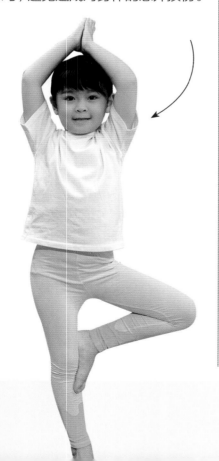

适合全家人一起做的趣味游戏

对于年龄较小的宝宝，直接参加体育运动，可能难度太大或者强度太高，这时，家长可以带宝宝做一些有趣味性的亲子游戏，在娱乐中增进亲子感情、进行运动锻炼。当然，无论是在室内还是室外，做游戏前一定要确保游戏场地的安全，避免发生意外。

躲猫猫

游戏道具：玩偶若干个

游戏过程：

1. 让宝宝蒙住眼倒数 60 秒，家长在家中藏身。

2. 倒数结束后宝宝开始找家长，最后一个被找到的人在下一轮中负责找人。

3. 如果宝宝年龄较小需要家长陪伴，或者家里的空间不适合躲藏，家长可以提前藏好几个玩偶，让宝宝翻找。

好处：在翻找的过程中，宝宝全身都会活动起来，同时也锻炼了宝宝的耐心和观察力。

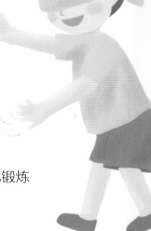

你抛我接

游戏道具：沙包或小球若干个，小筐 1 个，软绳 1 根

游戏过程：

1. 用软绳绑住小筐，系在宝宝腰上。

2. 家长站在适当的距离，把沙包或小球抛向宝宝。

3. 宝宝前、后、左、右移动，用小筐接住沙包或小球，游戏过程中不可以用手接。

好处：这个游戏可以锻炼宝宝的观察力和判断力，在接球的过程中，宝宝来回跑动，全身各个部位也得到了充分的运动。

袋鼠跳

游戏道具： 大小适中的布袋，玩具若干个

游戏过程：

1. 让宝宝将布袋系在胸前，模仿袋鼠的大口袋。

2. 让宝宝双脚并拢，从妈妈这边出发，模仿袋鼠蹦到爸爸的一侧，将爸爸给的玩具装进布袋，再蹦回来运送给妈妈。

好处： 跳跃的过程充分活动了宝宝的膝关节，增加肺活量，并且使宝宝的肢体更加协调。

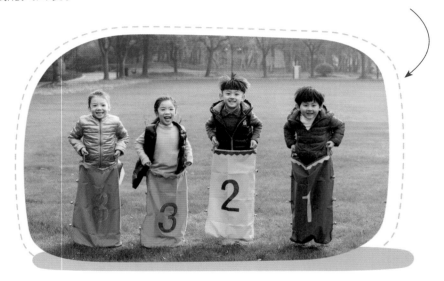

单手运球

游戏道具： 皮球 2 个，椅子等障碍物若干个

游戏过程：

1. 选择一个较为空旷的场地，家长先选定一段距离，画出起点线、终点线。

2. 家长在起点、终点之间摆放若干障碍物。

3. 家长和宝宝分别拿 1 个皮球，单手拍球向前走，绕过障碍物到达终点，速度快的人获胜。

好处： 这个游戏锻炼了宝宝的手眼协调性、肢体灵活性，以及观察和思考的能力。

螃蟹夹球

游戏道具：气球若干个

游戏过程：

1. 家长和宝宝背对背站好。

2. 将气球放进两人后背中间夹住，两人一起将球从起点运到终点，气球掉落则重新开始。

好处：这个游戏适合多人一起玩，可以让宝宝和邻居、亲友家的小朋友一起玩，趣味性高，既能锻炼宝宝和他人的配合能力，还可以使宝宝全身都活动起来。

托球跑

游戏道具：乒乓球拍 2 个，乒乓球若干个

游戏过程：

1. 家长和宝宝分别拿 1 个乒乓球拍。

2. 将乒乓球放到球拍上，平端着将乒乓球从起点运送到终点，乒乓球掉落需要回到起点重新开始。

3. 规定时间内运送乒乓球多的人获胜。

好处：这个游戏锻炼了宝宝的耐心和手的平衡能力，运球过程中全身也得到了锻炼。

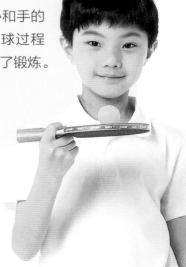

动作模仿

游戏道具：无

游戏过程：

1. 家长做一个动作，让宝宝模仿。

2. 宝宝动作做得不对，家长帮助纠正；宝宝动作标准，家长可以换下一个动作让宝宝模仿。

3. 若宝宝模仿能力越来越强，可以带着宝宝一起模仿一些电视上的舞蹈动作等。

好处：这个游戏锻炼了宝宝的观察能力、思考能力，以及肢体协调性。在模仿的过程中，宝宝全身各部位也得到了不同程度的锻炼。

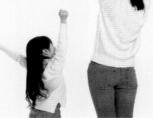

小兔和兔妈妈过河

游戏道具：泡沫板若干块或报纸若干张

游戏过程：

1. 在游戏场地划定一块区域表示小河，在河内铺上泡沫板或报纸作为过河用的石头。

2. 爸爸在河里扮演鳄鱼，妈妈和宝宝扮演兔妈妈和小兔。

3. 兔妈妈和小兔互相帮助过河，掉进河里或被鳄鱼抓住即为失败。

4. 兔妈妈被鳄鱼抓住后，鳄鱼可以要求小兔做相应任务，完成任务就可以营救兔妈妈。

好处：这个游戏锻炼了宝宝的肢体协调能力，在游戏过程中，全身都能得到运动；跟妈妈配合做任务可以锻炼宝宝与人合作的能力；完成爸爸提出的任务可以锻炼宝宝的思考能力。

快快走，慢慢走

游戏道具：小鼓

游戏过程：

1. 妈妈敲鼓，鼓点节奏快，宝宝就快走，鼓点节奏慢，宝宝就慢走。

2. 一轮游戏结束后，换宝宝敲鼓，妈妈跟着鼓点走。

好处：这个游戏可以锻炼宝宝的节奏感，走动过程中，宝宝的身体也得到了活动。

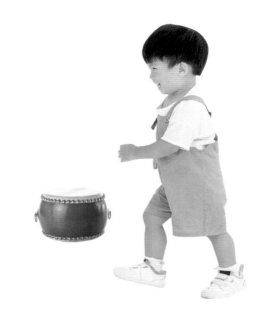

两人三足

游戏道具：软绳

游戏过程：

1. 选择一块开阔的游戏场地，画出起点、终点。

2. 家长和宝宝并排站立，用软绳把家长和宝宝的 1 只脚绑在一起。

3. 游戏开始后，家长和宝宝一起从起点跑向终点。

好处：这个游戏锻炼了宝宝的配合能力，跑动过程中宝宝全身都能活动起来，宝宝为了避免摔倒注意力也会高度集中。

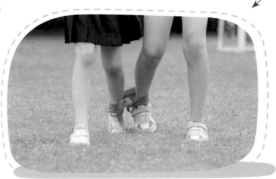

第六章
情绪佳，免疫力更强

　　俗话说:"笑一笑,十年少;愁一愁,白了头。"由此可见,人的情绪好坏,对健康状况有着不可忽视的影响。在日常生活中,我们不难发现每天愁容满面、思虑过重的人往往身体不好,而性格乐观向上的人,身体、精神状态也往往更好。教孩子学会调节自己的情绪,以积极向上的状态面对每一天,相信他的身体也会越来越棒的。

性格、情绪与免疫力

在日常生活中，我们常常需要面对来自各方面的压力、烦恼，怎样看待这些问题，不同人有着不同的方式。有的人消极悲观、愁容满面，被动应对生活中的困难；有的人乐观开朗，从容不迫，积极主动化解烦恼。这两种不同性格的人在面对压力时产生的消极或积极两种情绪，对自身健康也产生着不同的影响。

情绪对免疫力的重要影响

情绪对健康的影响是不言而喻的。愉快喜悦的心情有益健康，苦恼消极的情绪容易诱发疾病。了解情绪对免疫力的影响，对我们保持健康有着十分重要的意义。

不良情绪会摧毁免疫力

消极情绪状态下，肾上腺皮质酮分泌量会增加，损害人体免疫功能，甚至引发各种疾病。实际上，不良情绪对神经系统、心血管系统、消化系统等都会有不同程度的伤害。所以，想要宝宝健康成长、少生病，良好的情绪状态不可忽视。

好心情有助于修复免疫力

积极情绪状态下，大脑情感中枢会分泌一种有利于健康的"脑啡肽"物质，这种物质可以镇痛、抗衰老，激活免疫功能，抑制有害微生物生长。同时，它还可以调节内分泌，增强人体细胞活性，提高抗病能力。

人格、情绪与健康

人格是指每个人独特的情感、行为、思维模式，不同的人格面对压力时会采取不同的做法，也会产生不同的情绪，进而对健康产生不同的影响。心理学上将人格分为应激耐受人格和应激易感人格。

应激耐受人格

应激耐受人格包括坚毅型人格、乐观型人格、幸存者人格、B型人格4种。

坚毅型人格

特点：遇到困难不退缩，努力推动事件进度，勇于面对挑战，并能从中学习经验。

对健康的影响：面对应激情景，能够调整好情绪并积极应对，坚毅性越高，患病的概率越低。

乐观型人格

特点：对生活抱有积极的态度，对事情抱有积极的期待，总能看到事物好的一面。

对健康的影响：心态平和，更容易维持良好的健康状况。

幸存者人格

特点：面对生存压力的抗压能力强，能理智思考、创造性地解决问题。

对健康的影响：在灾难面前能够稳定情绪，生存概率大。

B型人格

特点：知足常乐、从容不迫、稳扎稳打，在紧张的工作或学习后能自我调整，愉快地休息、自己消除烦恼。

对健康的影响：在压力下能更好地保持平静，降低焦虑感，出现各种疾病的概率较低。

应激易感人格

应激易感人格包括 A 型人格、C 型人格和 D 型人格 3 种。

A 型人格

特点：易恼火、易激动、易发怒、易急躁，好胜心强，时间观念、效率观念过强，有紧迫感。

对健康的影响：情绪波动大，患心脑血管类疾病概率大。

C 型人格

特点：克制压抑，不懂拒绝，尽量回避冲突，不愿表露情绪。

对健康的影响：免疫功能受到抑制，长期如此容易患皮肤病、哮喘、癌症等。

D 型人格

特点：往往会感受到更多负面情绪，如烦恼、担忧、焦虑、紧张等，在社交中往往压抑自己的情感表达，缺乏安全感。

对健康的影响：长期如此容易出现冠心病、心源性猝死、癌症、偏头痛、抑郁等。

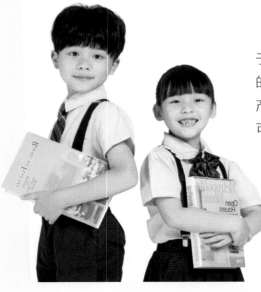

通过对比，我们不难发现，相比于应激易感人格，属于应激耐受人格的人面对压力时自我调节能力更强，产生的负面情绪更少，患各种疾病的可能性也更低。因此，作为家长，我们更要从小就注意对孩子性格的培养，帮助他们养成应激耐受人格，这对孩子的身心都有好处。

快乐因子助力健康成长

好心情是守护宝宝健康成长的一剂良药，作为家长，了解宝宝的情绪发展规律、读懂宝宝的心理需求，让宝宝保持好心情，是非常必要的。

宝宝的情绪发展规律

随着年龄的不断增长，宝宝的情绪变化是有规律可循的，家长可以参考以下几个阶段作为参考。

刚出生：满足宝宝的基本生理需求

新生儿只要能够满足生理需求、没有生病就会感到很愉快了。新生儿环境适应能力低，会通过哭闹来表达自己的不适及需求。

2 岁左右：宝宝迎来第一叛逆期

这一时期的宝宝总是故意做家长不允许的事情。这时宝宝大概 2~3 岁，会持续半年到 1 年，心理学上把这种现象称作孩子的"第一叛逆期"。

刚上幼儿园：宝宝的情绪波动比较大

宝宝上幼儿园后，往往情绪波动比较大，亲子关系容易紧张，所以在一定程度上会降低免疫力，综合其他各种因素，宝宝更容易在这个阶段生病。

5~6 岁后：宝宝逐渐学会自我调节情绪

5~6 岁时，宝宝对不愉快因素的耐受性逐渐增加，逐渐学会了调节自己的情绪，情绪状态会逐渐稳定一些。

培养宝宝好情绪

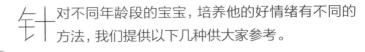

针对不同年龄段的宝宝，培养他的好情绪有不同的方法，我们提供以下几种供大家参考。

婴儿期：拥抱、抚触、游泳

拥抱：婴幼儿时期父母的拥抱，特别是母亲的抚爱，对宝宝的心理和情绪发展尤为重要。比如宝宝哭泣时，往往妈妈抱一抱就好了。父母的拥抱可以给宝宝带来极大的安全感，消除恐惧、烦躁的不良情绪，让宝宝更勇敢地认识和探索世界。

抚触和游泳：宝宝出生前被羊水包围，与母体保持着亲密、持续的接触，享受着熟悉、安全的生长环境。出生以后，原有的宫内环境消失，宝宝很容易感到焦虑、不安。这时候，一方面妈妈的抚触，可以继续让宝宝感受母体的存在和妈妈的爱意，缓解疼痛、减轻焦虑；另一方面带宝宝游泳，可以让他体验类似于子宫中羊水的环境，享受在水里的漂浮，产生一种熟悉感、安全感。

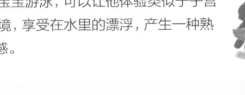

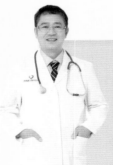

孙医生有话说

以下 5 个时间段，宝宝最需要你的拥抱：

1. 宝宝刚出生的时候； 2. 宝宝哭泣的时候；

3. 宝宝刚睡醒的时候； 4. 宝宝受挫的时候；

5. 宝宝面临陌生环境的时候。

第一叛逆期：和宝宝沟通有策略

2岁左右宝宝逐渐有了自我意识，开始建立自己的思维，有了自己的想法，这时候的宝宝一方面不喜欢被别人安排，不愿意别人干涉自己的行为，另一方面他们的情绪控制能力还很弱，不会管理自己的情绪。所以，一旦父母强行要求他们做某件事，或者不允许他们做自己想要的事情，就很容易情绪激烈、大哭大闹、顶嘴等。

这种长期激烈的情绪波动，很容易损害宝宝的身心健康，降低对疾病的抵抗力。因此，跟处于第一叛逆期的宝宝沟通，家长要注意以下2点。

1 **改变和宝宝的沟通策略。**你可以和宝宝"约法三章"。比如，在没有发生冲突的时候，提前告诉宝宝："今天可以看动画片，但是只能看30分钟哦，因为时间长了对眼睛有伤害。只有保护好眼睛，才能更好地看动画片哦。"

2 **多花些时间去理解宝宝。**多点儿耐心，尝试着读懂宝宝的行为，理解他们情绪背后的原因，很多时候问题自然就解决了。比如吃饭时间宝宝跑到阳台上不愿意到餐桌来，不要呵斥他，你可以跟宝宝一起到阳台，看看是什么吸引了宝宝的注意力，耐心劝宝宝好好吃饭，之后带他到楼下去看吸引他注意力的东西。

营造温馨和谐的家庭氛围

无论宝宝多大，温馨和谐的家庭氛围都很重要。如果说，宝宝出生前唯一安全、温暖的发育环境是妈妈的子宫，那么出生后，还能让他们健康成长的地方就是家庭了。营造温馨、和谐的家庭氛围，对宝宝成长的重要性不言而喻。作为家长，我们需要注意下面 3 点。

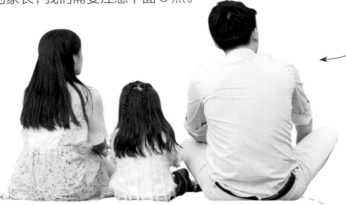

1 不要以为宝宝还小，父母的争吵他们体会不到。父母感情不和，家庭气氛紧张，往往也无心照顾孩子，甚至还会拿宝宝当出气筒，处于这种环境下，宝宝的情绪一定是焦虑、紧张、压抑的。

2 家庭氛围不好，比如长期焦虑状态下，宝宝体内 NK 细胞活性会降低，再比如长期紧张状态下，免疫球蛋白 A 的水平可能会降低，这些都会影响免疫力。

3 不和谐家庭对宝宝的影响，不仅仅是身体伤害，还会造成长远的心理健康问题，出现自卑、抑郁，甚至形成反社会人格，对身心健康的伤害可想而知。

帮助孩子走出不良情绪

人在心情不好的时候，往往喜欢在最亲近的人面前倾诉。随着孩子年龄增长，他们的表达能力越来越强，总喜欢和家长说自己看到的、听到的、遇到的事情。尤其当孩子上幼儿园、上学之后，接触的人越来越多，难免会有各种各样的烦恼。这时，家长要耐心对待孩子，用合理的方法帮助他走出不良情绪。跟孩子沟通是有技巧的。

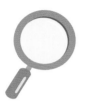

共情：家长想要帮孩子化解负面情绪，首先要做到的就是"共情"，要理解孩子为什么会有现在的感受，站在孩子的角度去想问题。当孩子感觉到你是真的理解他的时候，就会愿意把自己的烦恼说出来。

尊重：在跟孩子沟通时，家长要把孩子当成一个独立的个体，尊重他的自主意见。也许你会觉得孩子不成熟，但沟通时一定要把孩子摆在跟自己平等的位置上，不要用家长的经验去判断孩子遇到的问题，鼓励孩子勇敢地把自己的问题说出来。

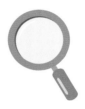

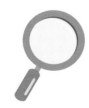

倾听：要认真听孩子的想法，当孩子跟你说他面对的问题时，要耐心倾听，不要敷衍应付。

自由：要给孩子一定的独立空间，让他们有自主处理问题、寻求帮助的自由。家长不要过分保护，否则孩子将来进入社会后适应性会变差，长期发展下去甚至会造成心理问题。

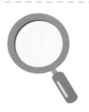

教会孩子控制自己的情绪

随着孩子慢慢长大，我们可以尝试教他们一些方法去调节、控制自己的情绪，理智面对糟糕的情况。

1 遇到烦恼时，尝试从不同的角度去看待这件事，努力发现这件事中积极、美好的一面。

2 尝试努力做一些事情改变所处的环境和遇到的困境，采取直接行动以使形势变得乐观。

3 努力思考下一步该怎么做，或想出办法明确应该做什么。

4 学会苦中作乐，尝试用幽默的方式来化解当前的苦恼。

5 主动和身边的人沟通，善于从家长、老师或同学那里获得理解、安慰、认可、建议和帮助。

6 尝试转移注意力，参加其他的活动使自己不再想让自己感到烦恼的事情，比如看电影、阅读，或专注于学习某一项特长。

7 适度表达负面情绪，把烦恼和压力说出来，让自己放松下来。

8 面对困难时不要轻易放弃，不要过度自我谴责，不要过度发泄情绪。

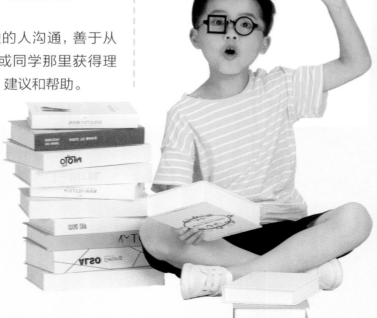

培养孩子的 B 型人格

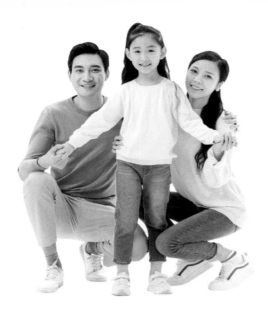

前文中我们讲了各种不同类型人格的性格特点以及人格与健康的关系，相比较而言，B 型人格的人在压力环境中更加平和、镇静，待人接物也更加随和，培养孩子的 B 型人格，有助于孩子调整心态、缓和情绪，对孩子的身体健康十分有利。家长可以尝试下面的做法。

1 鼓励并协助孩子在做事前制订合理的阶段性目标和计划，这样做既可以激发孩子的斗志，又可以避免他们感到压力过大，每一阶段的完成会使孩子获得成就感和自信。

2 家长应当以身作则，鼓励孩子以平和、放松的心态面对困难，理性分析并解决问题，对结果要抱有期待但不过分执着，并善于从事件结果中总结经验教训。

3 尽管在校学习同学之间可能会有竞争压力，但家长仍要鼓励孩子学会和他人合作，在相处过程中适当考虑他人的感受，这样有助于减轻孩子的焦虑，并获得更多的支持和帮助。

153

第七章
免疫力不是万能的

免疫力可以保护宝宝免受病菌侵害，有的家长可能就会觉得，只要免疫力好就万事大吉了。其实这种想法是错误的，对宝宝而言，想要健康、茁壮成长，不仅需要免疫力好这一个条件。这章内容，我们将具体讨论一些大家观念中对免疫力存在的误区，帮助大家更好地认识免疫力。

免疫力低不等于免疫缺陷

门诊中，有些孩子经常因为感冒、咳嗽、发烧、腹泻、流鼻涕等到医院。他们的家长总会问："医生，我家孩子经常生病，是不是免疫有缺陷？"但是在医生看来，他们中的绝大部分只是由各种原因导致的暂时免疫力降低，从而出现反复生病的情况，与免疫缺陷病是完全不同的概念。

免疫缺陷面面观

免疫缺陷病分为原发性免疫缺陷病和继发性免疫缺陷病2种。

原发性免疫缺陷病： 又叫先天性免疫缺陷病，是一种由基因缺陷引起的免疫功能损害，与遗传有关，一般容易在婴幼儿阶段出现。原发性免疫缺陷病是一组少见病，比如X-连锁无丙种球蛋白血症、X-连锁高免疫球蛋白M血症、慢性肉芽肿等。

继发性免疫缺陷病： 又叫获得性免疫缺陷病，它可以发生在任何年龄，往往是由严重感染、营养紊乱、某些疾病状态影响了免疫系统所致。比如蛋白质-热量营养不良、肥胖症、肿瘤、血液病等；恶性肿瘤治疗期间使用了免疫制剂、接受放疗、化疗等也会造成。

与普通感冒发烧相比较，免疫缺陷病的病情要严重得多，但发病率不高。治疗后，一部分免疫缺陷可能会恢复正常，也有一部分会持久性的不可恢复。《儿科学》第九版中讲道："继发性免疫缺陷病，因其程度较轻，又称为免疫功能低下。"但是这与家长们平时说的"我家宝宝免疫力不好""我家宝宝抵抗力差"并不相同。

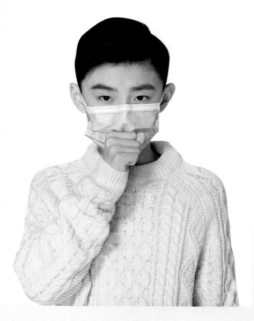

反复呼吸道感染与免疫力

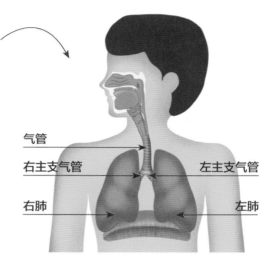

很多家长曾经问："有些增强免疫力的药品说明书上写着'可以用于反复呼吸道感染的治疗'，这和免疫缺陷有关系吗？"其实，3~6 岁的学龄前儿童容易出现"反复呼吸道感染"，往往也只是暂时的免疫力下降。

反复呼吸道感染的特点

反复呼吸道感染不是一种具体疾病，而是指 1 年以内发生上、下呼吸道感染的次数过于频繁，超过一定范围的情况。临床上，"反复呼吸道感染"的定义与宝宝的年龄有关，宝宝年龄不同，感染呼吸道的部位不同，对应的标准也不一样。家长可以参考以下表格来判断。

气管
右主支气管　　　　　　　　左主支气管
右肺　　　　　　　　　　　　左肺

年龄（岁）	上呼吸道感染（次 / 年）	下呼吸道感染（次 / 年）	
		气管支气管炎	肺炎
0~2	7	3	2
3~5	6	2	2
6~14	5	2	2

反复呼吸道感染不一定是免疫力低下造成的

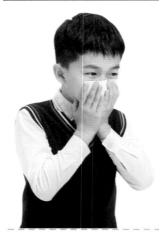

一方面，如果你的宝宝经常出现打喷嚏、流鼻涕、咳嗽等不适症状，可能与过敏等其他原因有关，比如过敏性咳嗽、过敏性鼻炎、哮喘等。过敏的宝宝免疫系统比较敏感，容易免疫反应过度，需要医生来诊断和治疗。另外，过敏体质的宝宝往往也容易患呼吸道感染，二者经常相互影响、相互加重。远离过敏原，治疗控制好过敏性疾病，生病的次数也会减少。

另一方面，经常出现呼吸道感染的宝宝，可能和自己的生活习惯、所处环境有关系。如天气变化时没有及时增减衣服、偏食、作息不规律、运动锻炼不够；或刚上幼儿园的宝宝，从熟悉的家庭环境一下子过渡到了复杂的外部环境，冷空气、二手烟、汽车尾气、雾霾等不可抗因素增多，接触病原微生物的机会多了，小朋友之间相互传染的风险也升高了，所以容易生病。

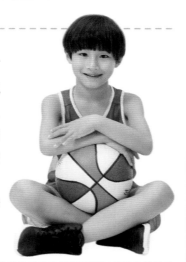

除此之外，还可能与药物使用不合理、滥用抗生素等有关系。比如宝宝可能只是轻微的上呼吸道感染，或者病毒感染引起的普通感冒，一周左右基本就可以好转恢复，一般不用使用抗生素，过度治疗反而可能导致机体菌群失调，降低宝宝抵抗疾病的能力，容易再次生病。

相反，有时候宝宝得了相对严重一些的下呼吸道感染，医生开具的抗生素处方家长没有遵循，吃了2~3天药后发现病情缓解就把药停了，疾病治疗不彻底，也容易形成慢性病灶反复发作。

给家长的护理意见

如果你的宝宝属于反复呼吸道感染，可以注意以下 2 点。

1 原发性免疫缺陷病发生率较低，不要过度担心。对于这部分宝宝而言，除了生病时积极治疗，平时注意膳食均衡，保障必需的营养摄入，作息规律，多锻炼，随着年龄增长生病的次数也会逐渐减少。

2 警惕严重感染。如果宝宝比同龄的孩子发育落后，每次生病都是相对严重的感染性疾病，经常住院治疗，使用抗生素可能达到 2 个月以上才恢复，这时候就需要进一步排查，看有没有我们前面介绍的免疫缺陷病等问题。

医生诊断免疫缺陷病的依据

1 宝宝是否存在特殊的疾病史，比如家族病史、过敏史、肿瘤史，或者有没有用过免疫抑制剂等药物史。

2 体格检查看宝宝是否营养不良，有没有呼吸道、消化道、皮肤等部位反复严重感染，有没有贫血、肝脾肿大、扁桃体淋巴结问题等。

3 拍 X 光片检查是否存在胸腺发育不全，或者抽血检查评估免疫相关指标，比如免疫球蛋白、细胞免疫、补体、抗 A 和抗 B 同族凝集素、外周血淋巴细胞绝对计数等。

4 特殊情况下，在诊断原发性免疫缺陷病时，还可能会做基因或蛋白水平的检测。

免疫力的强弱如何把控

有一些家长会问："既然免疫力低下可能会让宝宝患各种疾病，那么，是不是宝宝的免疫力越强越好呢？为了宝宝的身体健康，是不是生活环境越干净越好呢？"答案仍然是否定的。免疫力维持在正常水平才能保护人体健康，免疫力过强或人为给予太多保护，都容易使宝宝生病。

免疫力是把双刃剑

如果一个人经常出现过敏反应或自身免疫性疾病，可能是自身免疫力过强导致的。人体的免疫系统接触到病原体后会产生抗体，一味地增强免疫力，抗体会开始对抗人体自身的正常组织和器官，因此导致人生病。

免疫力过强可能导致的疾病包括红斑狼疮、风湿热、类风湿性关节炎、白塞病、干燥综合征、皮肌炎、鼻炎、过敏性哮喘、荨麻疹等。

过于干净没必要

很多家长担心宝宝因为接触致病微生物而生病，禁止宝宝玩泥土，不愿意让宝宝到公共场所玩，家中也过于干净。这种做法使宝宝接触的病毒、细菌种类大大减少，宝宝体内很难形成相应抗体，抵抗力自然会被削弱。当宝宝上学后，无法抵抗接触到的细菌、病毒，就会反复生病。因此让宝宝适当接触病菌，对锻炼他的免疫力是有好处的。

免疫增强剂和保健品不能给宝宝随便吃

门诊中，经常会有家长问医生："听说某某药可以提高抵抗力，让孩子少生病。我家孩子经常感冒，你能给他开点儿这样的药吗？"这些家长提到的药物可能名字不同，但往往都是免疫增强剂。是药三分毒，药品使用必须具备一定的条件，免疫增强剂也一样，它并不是健康宝宝增强免疫力的"神药"。

免疫增强剂的使用范围

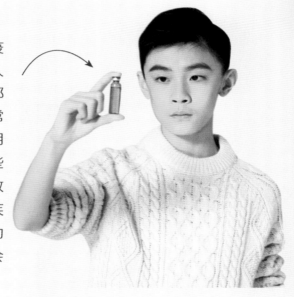

免疫增强剂一般是给免疫功能低下或者特殊病人使用的。通常，每个人的免疫系统都处于相对稳定、平衡的状态，除了常规的免疫接种，一般不需要额外使用药品增强免疫功能。只有在出现某些健康问题的时候，比如遗传原因导致的原发性免疫功能低下，或者因为疾病、用药等原因导致的继发性免疫功能低下患者，在医生指导下才可能会用到免疫增强治疗。

说到免疫增强剂，有一种叫"**匹多莫德**"的药深受家长追捧。因为药品说明书上提示"可以用于反复呼吸道感染等疾病的辅助治疗"，所以，有的家长觉得自己的孩子经常感冒就是免疫力低下，于是自行给宝宝购买使用这种药品。其实，一方面它并没有大家想象的那么无所不能，而且药理作用还存在着较多争议，**最新的说明书已经标明禁止 3 岁以下的儿童使用**；另一方面，前文我们讲过不是所有经常感冒的孩子都是免疫力低下，总之不应该轻易给孩子冠上免疫力低下的"帽子"而随意用药。

161

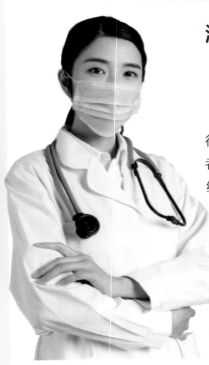

滥用免疫增强剂的危害

有时候滥用免疫增强剂不仅没有帮助，反而还可能火上浇油。

比如红斑狼疮、类风湿性关节炎、干燥综合征，这是一类免疫功能紊乱的疾病。这些疾病患者的免疫系统"草木皆兵"，容易把身体里的正常细胞当成"外来敌人"加以杀灭，引发异常的免疫反应。这种情况下一定要按照医嘱用药。

再比如属过敏体质的孩子，可能有过敏性鼻炎、过敏性咳嗽、哮喘等问题，症状拖拖拉拉、反反复复，持续很长时间都不好，还经常感冒生病。所以，很多家长错误地认为宝宝是免疫力太低了，从而希望给孩子服用免疫增强剂类药品。

实际上，属过敏体质的宝宝免疫反应更加敏感，容易免疫反应过度，应该从阻断过敏反应的角度去干预，一味地使用免疫增强剂往往会影响正常治疗。

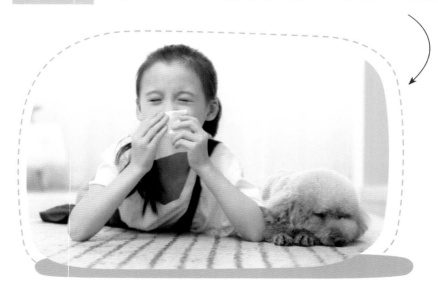

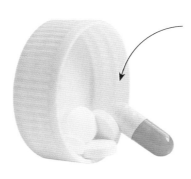

保健品不能随便吃

绝大多数号称可以提高免疫力的保健品效果并不如广告所写。而且儿童肝肾功能发育还不够健全，某些成分不清楚的保健品，特别是给成人吃的，孩子吃了还可能出现中毒、过敏、增加肾脏负担、性早熟等健康问题。这里需要提醒大家注意以下几点。

1 **牛初乳一般对人体没有太大效果：**牛初乳中确实含有很多营养成分和抗体，可以很好地保护小牛，但是对人体来说不一定有效。另外，牛初乳和其他牛奶一样，都得消毒以后才能给宝宝喝，各种抗体很可能在消毒期间变性，自然就失去免疫效果了。

2 **蛋白粉没那么神奇，吃多了还有伤害：**正常情况下，母乳、配方奶、豆制品、肉蛋类食物等都可以给宝宝提供需要的蛋白质，科学喂养、合理膳食就可以了。使用蛋白粉补充蛋白质，往往容易补充过量，增加肾脏负担，并造成营养不全面，并不利于健康。

3 **益生菌增强免疫功能的证据很有限：**目前并没有充足的证据证明益生菌可以提升宝宝的免疫力。市面上的益生菌种类有很多，就增强免疫功能而言，如何使用目前没有标准。实际上，益生菌往往是通过调节肠道菌群促进肠道功能健康，在治疗某些引起腹泻的疾病中起到辅助治疗的作用，不能直接增强免疫力。

让人又爱又恨的腺样体

宝宝腺样体肿大是令家长非常头疼的一种疾病，因此，有很多家长会问医生："腺样体肿大是不是需要做手术切除呢？"其实，腺样体也是人体一个重要的淋巴组织，守护着宝宝的健康，是否需要手术切除仍然需要视具体情况而定。

带你认识腺样体

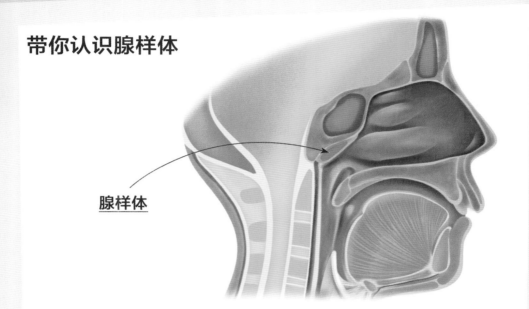

腺样体

腺样体是鼻咽部的淋巴组织，形状像橘子瓣儿一样。它藏在宝宝鼻道中鼻腔的后部，在鼻腔和口腔结合的部位有一个像"溶洞"一样的空间，腺样体就趴在这个"溶洞"的顶壁，我们没有办法用肉眼直接看到它，需要借助耳鼻喉科的纤维鼻镜，从鼻孔伸进鼻腔深部来观察。

腺样体是儿童期非常重要的淋巴组织，10岁以后慢慢开始自然萎缩，青春期就逐渐消失了。正常情况下，腺样体和扁桃体一样都是重要的免疫器官，守护着宝宝童年时期的呼吸道健康。但是，也有一部分宝宝因为鼻炎、咽炎、鼻窦炎反复发作等原因，影响鼻咽喉部，刺激腺样体组织增生，出现了家长苦恼的"腺样体肿大"问题。

腺样体肿大对宝宝的危害

腺样体肿大会阻塞鼻道，影响正常通气，宝宝会在夜里睡觉时张口呼吸，小小年纪就开始打呼噜、睡不安稳，严重的时候还可能出现**睡眠呼吸障碍**、**睡眠呼吸暂停缺氧**。一方面睡眠障碍引起的慢性缺氧，容易影响宝宝的智力发育；另一方面，也容易影响面部发育，造成腺样体面容，颌骨变长，腭骨高拱，牙列不齐，上切牙突出，上嘴唇变厚，表情较少，和健康宝宝相比就没那么好看了，而且很难恢复。所以，在日常生活中家长朋友们需要多注意孩子的表现，如果出现以上症状，最好尽快带宝宝到医院就诊，及时发现问题，尽快治疗干预。

手术治疗腺样体肿大的标准

1 医生会评估腺样体肿大的宝宝有没有出现其他症状，或合并症是不是很严重。如较严重的睡眠呼吸异常，宝宝不能好好睡觉，严重影响了学习、生活。这时候可以做一次"睡眠呼吸监测"，如果结果显示存在中度以上的睡眠呼吸障碍，就要重视了，可能会考虑手术。

2 医生会借助纤维鼻镜、鼻咽侧位片等辅助检查，一般认为，腺样体肿大堵塞鼻道 2/3 就很明显了，也有的堵塞鼻道 3/4，甚至更多。

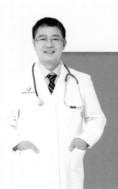

孙医生有话说

腺样体肿大通常与鼻炎、鼻窦炎等疾病有关系，平时要多加注意预防感冒，注意避免接触过敏原、二手烟，少吃甜食、油腻食品，积极配合医生控制治疗原发病。还可以用海盐水帮宝宝冲洗鼻腔，改善鼻充血和鼻通气量，提高睡眠质量。

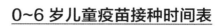

年龄	疫苗名称	接种次数	可预防的疾病
刚出生	乙肝疫苗	第1次	乙型病毒性肝炎
	卡介苗	第1次	结核病
1个月	乙肝疫苗	第2次	乙型病毒性肝炎
2个月	脊髓灰质炎疫苗	第1次	脊髓灰质炎（小儿麻痹）
3个月	脊髓灰质炎疫苗	第2次	脊髓灰质炎（小儿麻痹）
	百白破疫苗	第1次	百日咳、白喉、破伤风
4个月	脊髓灰质炎疫苗	第3次	脊髓灰质炎（小儿麻痹）
	百白破疫苗	第2次	百日咳、白喉、破伤风
5个月	百白破疫苗	第3次	百日咳、白喉、破伤风
6个月	乙肝疫苗	第3次	乙型病毒性肝炎
	流脑疫苗	第1次	流行性脑脊髓膜炎

年龄	疫苗名称	接种次数	可预防的疾病
8 个月	麻疹疫苗	第 1 次	麻疹
9 个月	流脑疫苗	第 2 次	流行性脑脊髓膜炎
1 岁	乙脑减毒疫苗	第 1 次	流行性乙型脑炎
	甲肝疫苗	第 1 次	甲型病毒性肝炎
1.5 岁	百白破疫苗	第 4 次	百日咳、白喉、破伤风
	麻风腮疫苗	第 1 次	麻疹、风疹、腮腺炎
	乙脑减毒疫苗	第 2 次	流行性乙型脑炎
2 岁	甲肝疫苗（与前剂间隔 6~12 个月）	第 2 次	甲型病毒性肝炎
3 岁	A+C 群流脑多糖疫苗	加强	流行性脑脊髓膜炎
4 岁	脊髓灰质炎疫苗	第 4 次	脊髓灰质炎（小儿麻痹）
	百白破疫苗	加强	百日咳、白喉、破伤风
	麻风腮疫苗	第 2 次	麻疹、风疹、腮腺炎
6 岁	乙脑减毒疫苗	第 3 次	流行性乙型脑炎
	A+C 群流脑多糖疫苗	加强	流行性脑脊髓膜炎

6岁以下男童身高(长)标准值(厘米)

年龄	月龄	-3SD	-2SD	-1SD	中位数	+1SD	+2SD	+3SD
出生	0	45.2	46.9	48.6	50.4	52.2	54.0	55.8
	1	48.7	50.7	52.7	54.8	56.9	59.0	61.2
	2	52.2	54.3	56.5	58.7	61.0	63.3	65.7
	3	55.3	57.5	59.7	62.0	64.3	66.6	69.0
	4	57.9	60.1	62.3	64.6	66.9	69.3	71.7
	5	59.9	62.1	64.4	66.7	69.1	71.5	73.9
	6	61.4	63.7	66.0	68.4	70.8	73.3	75.8
	7	62.7	65.0	67.4	69.8	72.3	74.8	77.4
	8	63.9	66.3	68.7	71.2	73.7	76.3	78.9
	9	65.2	67.6	70.1	72.6	75.2	77.8	80.5
	10	66.4	68.9	71.4	74.0	76.6	79.3	82.1
	11	67.5	70.1	72.7	75.3	78.0	80.8	83.6
1岁	12	68.6	71.2	73.8	76.5	79.3	82.1	85.0
	15	71.2	74.0	76.9	79.8	82.8	85.8	88.9
	18	73.6	76.6	79.6	82.7	85.8	89.1	92.4
	21	76.0	79.1	82.3	85.6	89.0	92.4	95.9

年龄	月龄	−3SD	−2SD	−1SD	中位数	+1SD	+2SD	+3SD
2岁	24	78.3	81.6	85.1	88.5	92.1	95.8	99.5
	27	80.5	83.9	87.5	91.1	94.8	98.6	102.5
	30	82.4	85.9	89.6	93.3	97.1	101.0	105.0
	33	84.4	88.0	91.6	95.4	99.3	103.2	107.2
3岁	36	86.3	90.0	93.7	97.5	101.4	105.3	109.4
	39	87.5	91.2	94.9	98.8	102.7	106.7	110.7
	42	89.3	93.0	96.7	100.6	104.5	108.6	112.7
	45	90.9	94.6	98.5	102.4	106.4	110.4	114.6
4岁	48	92.5	96.3	100.2	104.1	108.2	112.3	116.5
	51	94.0	97.9	101.9	105.9	110.0	114.2	118.5
	54	95.6	99.5	103.6	107.7	111.9	116.2	120.6
	57	97.1	101.1	105.3	109.5	113.8	118.2	122.6
5岁	60	98.7	102.8	107.0	111.3	115.7	120.1	124.7
	63	100.2	104.4	108.7	113.0	117.5	122.0	126.7
	66	101.6	105.9	110.2	114.7	119.2	123.8	128.6
	69	103.0	107.3	111.7	116.3	120.9	125.6	130.4
6岁	72	104.1	108.6	113.1	117.7	122.4	127.2	132.1
	75	105.3	109.8	114.4	119.2	124.0	128.8	133.8
	78	106.5	111.1	115.8	120.7	125.6	130.5	135.6
	81	107.9	112.6	117.4	122.3	127.3	132.4	137.6

6 岁以下女童身高(长)标准值(厘米)

年龄	月龄	-3SD	-2SD	-1SD	中位数	+1SD	+2SD	+3SD
出生	0	44.7	46.4	48.0	49.7	51.4	53.2	55.0
	1	47.9	49.8	51.7	53.7	55.7	57.8	59.9
	2	51.1	53.2	55.3	57.4	59.6	61.8	64.1
	3	54.2	56.3	58.4	60.6	62.8	65.1	67.5
	4	56.7	58.8	61.0	63.1	65.4	67.7	70.0
	5	58.6	60.8	62.9	65.2	67.4	69.8	72.1
	6	60.1	62.3	64.5	66.8	69.1	71.5	74.0
	7	61.3	63.6	65.9	68.2	70.6	73.1	75.6
	8	62.5	64.8	67.2	69.6	72.1	74.7	77.3
	9	63.7	66.1	68.5	71.0	73.6	76.2	78.9
	10	64.9	67.3	69.8	72.4	75.0	77.7	80.5
	11	66.1	68.6	71.1	73.7	76.4	79.2	82.0
1 岁	12	67.2	69.7	72.3	75.0	77.7	80.5	83.4
	15	70.2	72.9	75.6	78.5	81.4	84.3	87.4
	18	72.8	75.6	78.5	81.5	84.6	87.7	91.0
	21	75.1	78.1	81.2	84.4	87.7	91.1	94.5

170

年龄	月龄	−3SD	−2SD	−1SD	中位数	+1SD	+2SD	+3SD
2岁	24	77.3	80.5	83.8	87.2	90.7	94.3	98.0
	27	79.3	82.7	86.2	89.8	93.5	97.3	101.2
	30	81.4	84.8	88.4	92.1	95.9	99.8	103.8
	33	83.4	86.9	90.5	94.3	98.1	102.0	106.1
3岁	36	85.4	88.9	92.5	96.3	100.1	104.1	108.1
	39	86.6	90.1	93.8	97.5	101.4	105.4	109.4
	42	88.4	91.9	95.6	99.4	103.3	107.2	111.3
	45	90.1	93.7	97.4	101.2	105.1	109.2	113.3
4岁	48	91.7	95.4	99.2	103.1	107.0	111.1	115.3
	51	93.2	97.0	100.9	104.9	109.0	113.1	117.4
	54	94.8	98.7	102.7	106.7	110.9	115.2	119.5
	57	96.4	100.3	104.4	108.5	112.8	117.1	121.6
5岁	60	97.8	101.8	106.0	110.2	114.5	118.9	123.4
	63	99.3	103.4	107.6	111.9	116.2	120.7	125.3
	66	100.7	104.9	109.2	113.5	118.0	122.6	127.2
	69	102.0	106.3	110.7	115.2	119.7	124.4	129.1
6岁	72	103.2	107.6	112.0	116.6	121.2	126.0	130.8
	75	104.4	108.8	113.4	118.0	122.7	127.6	132.5
	78	105.5	110.1	114.7	119.4	124.3	129.2	134.2
	81	106.7	111.4	116.1	121.0	125.9	130.9	136.1

6 岁以下男童体重标准值(千克)

年龄	月龄	-3SD	-2SD	-1SD	中位数	+1SD	+2SD	+3SD
出生	0	2.26	2.58	2.93	3.32	3.73	4.18	4.66
	1	3.09	3.52	3.99	4.51	5.07	5.67	6.33
	2	3.94	4.47	5.05	5.68	6.38	7.14	7.97
	3	4.69	5.29	5.97	6.70	7.51	8.40	9.37
	4	5.25	5.91	6.64	7.45	8.34	9.32	10.39
	5	5.66	6.36	7.14	8.00	8.95	9.99	11.15
	6	5.97	6.70	7.51	8.41	9.41	10.50	11.72
	7	6.24	6.99	7.83	8.76	9.79	10.93	12.20
	8	6.46	7.23	8.09	9.05	10.11	11.29	12.60
	9	6.67	7.46	8.35	9.33	10.42	11.64	12.99
	10	6.86	7.67	8.58	9.58	10.71	11.95	13.34
	11	7.04	7.87	8.80	9.83	10.98	12.26	13.68
1 岁	12	7.21	8.06	9.00	10.05	11.23	12.54	14.00
	15	7.68	8.57	9.57	10.68	11.93	13.32	14.88
	18	8.13	9.07	10.12	11.29	12.61	14.09	15.75
	21	8.61	9.59	10.69	11.93	13.33	14.90	16.66

年龄	月龄	−3SD	−2SD	−1SD	中位数	+1SD	+2SD	+3SD
2岁	24	9.06	10.09	11.24	12.54	14.01	15.67	17.54
	27	9.47	10.54	11.75	13.11	14.64	16.38	18.36
	30	9.86	10.97	12.22	13.64	15.24	17.06	19.13
	33	10.24	11.39	12.68	14.15	15.82	17.72	19.89
3岁	36	10.61	11.79	13.13	14.65	16.39	18.37	20.64
	39	10.97	12.19	13.57	15.15	16.95	19.02	21.39
	42	11.31	12.57	14.00	15.63	17.50	19.65	22.13
	45	11.66	12.96	14.44	16.13	18.07	20.32	22.91
4岁	48	12.01	13.35	14.88	16.64	18.67	21.01	23.73
	51	12.37	13.76	15.35	17.18	19.30	21.76	24.63
	54	12.74	14.18	15.84	17.75	19.98	22.57	25.61
	57	13.12	14.61	16.34	18.35	20.69	23.43	26.68
5岁	60	13.50	15.06	16.87	18.98	21.46	24.38	27.85
	63	13.86	15.48	17.38	19.60	22.21	25.32	29.04
	66	14.18	15.87	17.85	20.18	22.94	26.24	30.22
	69	14.48	16.24	18.31	20.75	23.66	27.17	31.43
6岁	72	14.74	16.56	18.71	21.26	24.32	28.03	32.57
	75	15.01	16.90	19.14	21.82	25.06	29.01	33.89
	78	15.30	17.27	19.62	22.45	25.89	30.13	35.41
	81	15.66	17.73	20.22	23.24	26.95	31.56	37.39

6 岁以下女童体重标准值（千克）

年龄	月龄	-3SD	-2SD	-1SD	中位数	+1SD	+2SD	+3SD
出生	0	2.26	2.54	2.85	3.21	3.63	4.10	4.65
	1	2.98	3.33	3.74	4.20	4.74	5.35	6.05
	2	3.72	4.15	4.65	5.21	5.86	6.60	7.46
	3	4.40	4.90	5.47	6.13	6.87	7.73	8.71
	4	4.93	5.48	6.11	6.83	7.65	8.59	9.66
	5	5.33	5.92	6.59	7.36	8.23	9.23	10.38
	6	5.64	6.26	6.96	7.77	8.68	9.73	10.93
	7	5.90	6.55	7.28	8.11	9.06	10.15	11.40
	8	6.13	6.79	7.55	8.41	9.39	10.51	11.80
	9	6.34	7.03	7.81	8.69	9.70	10.86	12.18
	10	6.53	7.23	8.03	8.94	9.98	11.16	12.52
	11	6.71	7.43	8.25	9.18	10.24	11.46	12.85
1 岁	12	6.87	7.61	8.45	9.40	10.48	11.73	13.15
	15	7.34	8.12	9.01	10.02	11.18	12.50	14.02
	18	7.79	8.63	9.57	10.65	11.88	13.29	14.90
	21	8.26	9.15	10.15	11.30	12.61	14.12	15.85

年龄	月龄	-3SD	-2SD	-1SD	中位数	+1SD	+2SD	+3SD
2 岁	24	8.70	9.64	10.70	11.92	13.31	14.92	16.77
	27	9.10	10.09	11.21	12.50	13.97	15.67	17.63
	30	9.48	10.52	11.70	13.05	14.60	16.39	18.47
	33	9.86	10.94	12.18	13.59	15.22	17.11	19.29
3 岁	36	10.23	11.36	12.65	14.13	15.83	17.81	20.10
	39	10.60	11.77	13.11	14.65	16.43	18.50	20.90
	42	10.95	12.16	13.55	15.16	17.01	19.17	21.69
	45	11.29	12.55	14.00	15.67	17.60	19.85	22.49
4 岁	48	11.62	12.93	14.44	16.17	18.19	20.54	23.30
	51	11.96	13.32	14.88	16.69	18.79	21.25	24.14
	54	12.30	13.71	15.33	17.22	19.42	22.00	25.04
	57	12.62	14.08	15.78	17.75	20.05	22.75	25.96
5 岁	60	12.93	14.44	16.20	18.26	20.66	23.50	26.87
	63	13.23	14.80	16.64	18.78	21.30	24.28	27.84
	66	13.54	15.18	17.09	19.33	21.98	25.12	28.89
	69	13.84	15.54	17.53	19.88	22.65	25.96	29.95
6 岁	72	14.11	15.87	17.94	20.37	23.27	26.74	30.94
	75	14.38	16.21	18.35	20.89	23.92	27.57	32.00
	78	14.66	16.55	18.78	21.44	24.61	28.46	33.14
	81	14.96	16.92	19.25	22.03	25.37	29.42	34.40

注：①以上数据均来源于中华人民共和国卫生部妇幼保健与社区卫生司 2009 年 6 月 2 日公布的《中国 7 岁以下儿童生长发育参照标准》。② SD 指标准差，±3SD 内均为正常范围。

图书在版编目（CIP）数据

免疫力，呵护孩子的好医生 / 翼下健康，孙绪丁主编 . – 北京：中国
轻工业出版社，2022.3

ISBN 978-7-5184-3868-6

Ⅰ . ①免⋯ Ⅱ . ①翼⋯ ②孙⋯ Ⅲ . ①儿科学－免疫学 Ⅳ . ① R720.3

中国版本图书馆 CIP 数据核字 (2022) 第 012229 号

责任编辑：卢　晶　　　责任终审：张乃東　　　整体设计：奥视读乐
策划编辑：张　弘　　　责任校对：朱燕春　　　责任监印：张京华

出版发行：中国轻工业出版社（北京东长安街 6 号，邮编：100740）
印　　刷：北京博海升彩色印刷有限公司
经　　销：各地新华书店
版　　次：2022 年 3 月第 1 版第 1 次印刷
开　　本：710×1000　1/16　印张：11
字　　数：200 千字
书　　号：ISBN 978-7-5184-3868-6　　　定价：59.80 元
邮购电话：010-65241695
发行电话：010-85119835　传真：85113293
网　　址：http://www.chlip.com.cn
Email：club@chlip.com.cn
如发现图书残缺请与我社邮购联系调换
211415S2X101ZBW